In dieser Reihe sind
bisher erschienen:

Richtig Aerobic
Richtig Badminton
Richtig Basketball
Richtig Body-Styling
Richtig Carven
Richtig Fitness-Skating
Richtig Fußball
Richtig Golf
Richtig Golf länger und genauer
Richtig Golf rund ums Grün
Richtig Inline-Skating
Richtig Jogging
Richtig Kanufahren
Richtig Karate
Richtig Marathon
Richtig Mountainbiken
Richtig Muskeltraining
Richtig Paragliding

Richtig Reiten
Richtig Rennradfahren
Richtig Schwimmen
Richtig Segeln
Richtig Skitouren
Richtig Snowboarding
Richtig Sportklettern
Richtig Stretching
Richtig Taekwondo
Richtig Tanzen Lateinamerikanische Tänze
Richtig Tanzen Standardtänze
Richtig Tanzen Modetänze
Richtig Tauchen
Richtig Tennis
Richtig Tennistraining
Richtig Tai-Bo
Richtig Tischtennis
Richtig Torwarttraining
Richtig Volleyball
Richtig Walking
Richtig Yoga

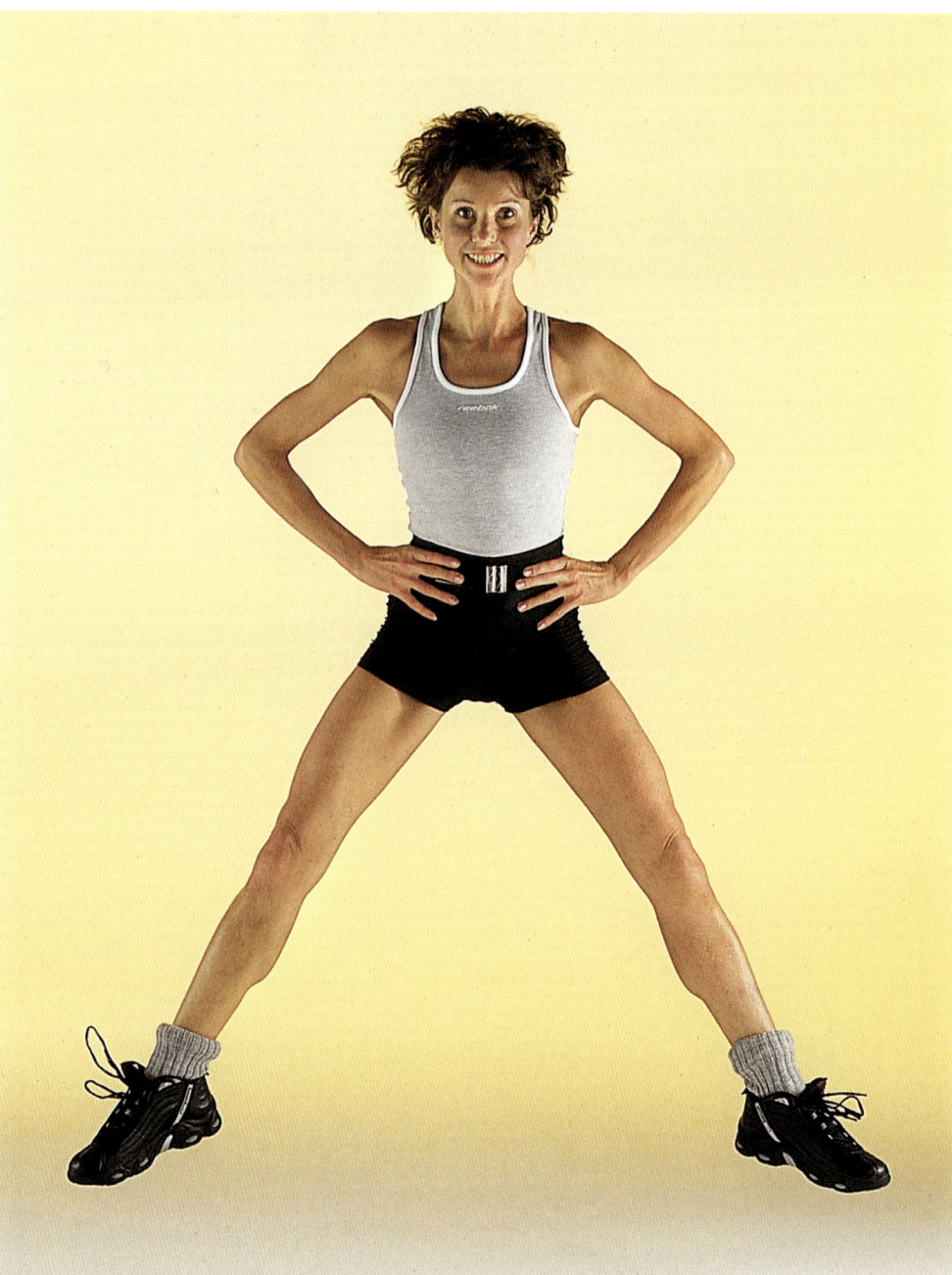

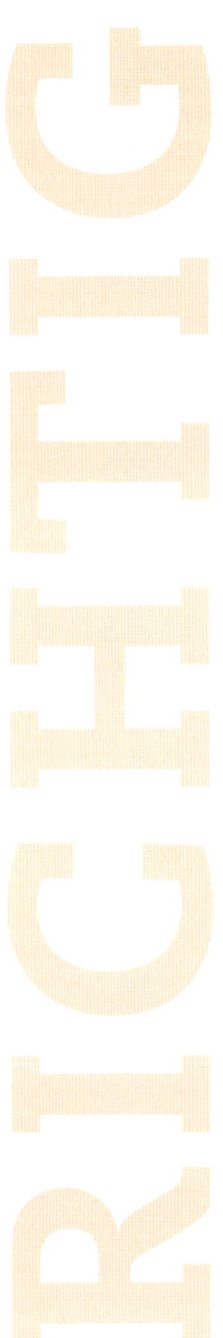

BLV SPORTPRAXIS TOP

Wolfgang Mießner

Aerobic

Die deutsche Bibliothek -
CIP-Einheitsaufnahme

Ein Titeldatensatz für diese Publikation ist
bei Der Deutschen Bibliothek erhältlich

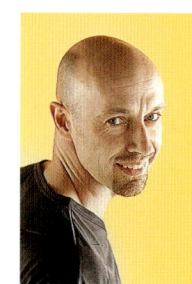

Wolfgang Mießner, Jahrgang 1965, ist staatlich geprüfter und diplomierter Sport- und Gymnastik-Lehrer, ausgebildeter Aerobic-Instructor und Fitness-Lehrer. Seit elf Jahren arbeitet er auf dem Fitness- und Gesundheitssektor im Bereich Gruppen- und Personaltraining, Organisation und Management. Viele Jahre war er an einer Berufsfachschule für Gymnastik tätig. Auf etlichen Schulungen und Veranstaltungen gibt er seine Sachkenntnisse an ambitionierte Laien und professionelle Mitarbeiter mit Begeisterung weiter. Er hat bereits mehrere Bücher über Themen des Fitness- und Gesundheitssports geschrieben und sammelte als freier Journalist interessante Erfahrungen.

BLV Verlagsgesellschaft mbH
München Wien Zürich
80797 München

BLV Sportpraxis Top

© BLV Verlagsgesellschaft mbH,
München 2002

Lektorat: Maritta Kremmler
Layoutkonzeption: Parzhuber & Partner
Layout und DTP: Gaby Herbrecht, München
Herstellung: Rosemarie Schmid
Druck: Bosch-Druck GmbH, Ergolding
Bindung: Bückers GmbH, Anzing

Gedruckt auf chlorfrei gebleichtem Papier

Printed in Germany · ISBN 3-405-16272-6

Hinweis:
Das vorliegende Buch wurde sorgfältig erarbeitet. Dennoch erfolgen alle Angaben ohne Gewähr. Weder Autor noch Verlag können für eventuelle Nachteile oder Schäden, die aus den im Buch vorgestellten Übungen und Informationen resultieren, eine Haftung übernehmen.

Bildnachweis:
Alle Fotos von Ulli Seer, außer:
Archiv Reebok: S. 12
Susanne Kracke: S. 34

Grafiken: Jörg Mair

Umschlagfotos: The Stock Market /
Jon Feingersh (Vorderseite)
Ulli Seer (Rückseite)
Umschlaggestaltung: Joko Sander Werbeagentur, München

Ein besonderer Dank geht an die Fa. Reebok Deutschland für die Ausstattung des Models.

VORWORT

Das Thema Aerobic und das damit verbundene riesige Bewegungsangebot hat sich längst in fast allen sportlichen Einrichtungen wie Vereinen oder Sport- und Fitness-Studios etabliert. Nur selten betritt man heutzutage noch einen Sportclub, in dem kein Gruppen-Fitness-Training angeboten wird. Doch bis dahin war es ein steiniger Weg. Viele Missverständnisse innerhalb des Aerobic-Trainings ließen die ersten Euphorien in den 1980er-Jahren verblassen. Nicht zuletzt aufgrund dieser Entwicklung fließen schon viele Jahre die neuesten sportwissenschaftlichen Erkenntnisse in den Aerobic-Sport mit ein. Aerobic hat mittlerweile eine eigene Sprache entwickelt. Lektüre, die sich ausschließlich mit dem Aerobic-Training beschäftigt, gibt es dennoch sehr wenig. Für mich als Fitness-Enthusiast ein guter Grund mehr aufzuzeigen, wie Aerobic »richtig funktioniert«. Seit über elf Jahren unterrichte ich Aerobic in seiner ganzen Vielfalt. Dabei wurde mir bewusst, dass oftmals mehr Interesse dahinter steckt, als »nur« eine Aerobic-Stunde zu besuchen. In Deutschland trainieren derzeit ca. 1,4 Millionen aktive Aerobic-Sportler, Tendenz steigend! Sie werden von rund 45 000 Instructoren betreut. Ich bin mir sicher, dass es zahlreiche Aktive gibt, egal ob Einsteiger, Kursteilnehmer oder Profi-Instructor, die wissen wollen bzw. müssen, wie z. B. eine Schrittkombination aufgebaut wird und wie diese Schritte mit der verwendeten Musik zusammenhängen oder was es mit dem richtigen Trainingspuls auf sich hat. Vielleicht wollen einige einfach nur einmal einen bestimmten Schritt auf dem Papier stehen sehen, anstatt ihn immer nur akustisch vermittelt zu bekommen.

Dass, im Vergleich zu anderen Sportarten, zum Thema Aerobic sehr wenig deutschsprachige Literatur existiert, bestätigt einerseits das relativ junge Alter dieses Sports, andererseits die Tatsache, dass es kein leichtes Unterfangen ist, über ein so praktisches Thema theoretisch zu berichten. Der Aerobic-Sport ist so komplex und wird von so vielen Faktoren beeinflusst, dass man als Autor eigentlich nur die Möglichkeit hat, Grundkenntnisse zu vermitteln. Doch gerade die sind extrem wichtig.

Dieses Buch stellt eine Mischung aus einem Lehrbuch für Professionals und einem Nachschlagewerk für Kursteilnehmer dar. Aerobic-Lehrer, ob Einsteiger oder »alter Hase«, haben hiermit die Möglichkeit, ihr Wissen auf den neuesten Stand zu bringen oder Vergessenes wieder aufzufrischen. Jedem Interessierten werden sämtliche Fragen zum Aerobic-Sport beantwortet, er bekommt die Möglichkeit, praktisch hinter die Kulissen dieser Sportart zu blicken und erfährt Dinge, die bis heute nur Profis vorbehalten waren.

Lernen Sie zu verstehen, in welche Phasen sich der Aerobic-Unterricht gliedert, erfahren Sie wichtige Details zu professioneller Aerobic-Musik, lernen Sie alle methodischen Hilfsmittel kennen, lesen Sie Wissenswertes zum Thema Trainingspuls und vieles mehr. Das vorliegende Buch ist für alle Sportler geeignet, die

mehr wollen: mehr wissen, mehr können, mehr verstehen. Viele interessante Tipps für Ausführende und Instructoren helfen, dass Aerobic anwenderfreundlicher und nicht mehr als unverständlicher Modesport verstanden wird.

Allen Freunden des Aerobic-Sports, egal ob Lehrender oder Lernender, ob Einsteiger oder Profi, wünsche ich viele schöne Kursstunden und aufregende und interessante Erfahrungen in diesem Bereich. Blicken wir gemeinsam gespannt in die Zukunft, bleiben wir kritisch gegenüber kommenden Trends, aber dennoch offen für alles, was den Aerobic-Sport abwechslungsreich macht und unserer Gesundheit dient.

Wolfgang Mießner

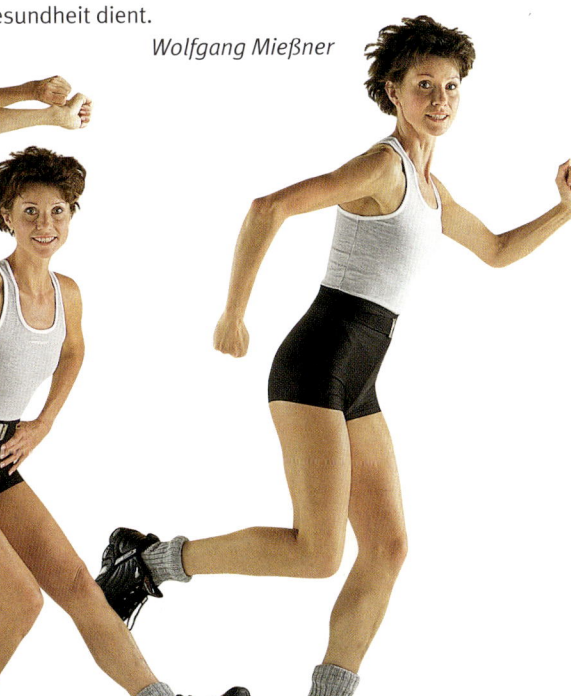

THEORIE DES AEROBIC-SPORTS

Was ist Aerobic?

Aerobic ist Ausdauergymnastik zu Musik. Dabei wird das Wort Aerobic von »aerob« (=Sauerstoff , den Organismen zum Leben brauchen) abgeleitet. Also Ausdauergymnastik mit der Forderung, während der Belastung genügend Sauerstoff zur Verfügung zu haben.
Die Basis des klassischen Aerobic-Sports bilden gymnastische Grundelemente, rhythmische Bewegungsübungen zu sportlichen Zwecken oder zur Körperertüchtigung, die zu Musik ausgeführt werden. Charakteristisch ist das Training in der Gruppe unter Leitung eines Aerobic-Lehrers (-Trainers, Instructors), der die Teilnehmer zu den verschiedenen Übungen anleitet. Aber auch alleine zu Hause, mit dem Videorecorder als Instructor, ist ein Aerobic-Training möglich. Der Sporthandel bietet dazu eine reiche Auswahl an wirklich guten Kassetten und DVD's, die zur Anleitung als Ersatz

eines Instructors gute Dienste leisten können. Bezüglich der Kontrolle der auszuführenden Bewegungen und zur Steigerung der Trainingsmotivation ist ein Aerobic-Training in der Gruppe mit einem erfahrenen Trainer dem »Solotraining« jedoch vorzuziehen.

Entstehungsgeschichte

Ein Name, der immer wieder mit Ausdauersportarten in Verbindung gesetzt wird, ist Cooper. In den 1960er-Jahren erkannte er bei seinen sportwissenschaftlichen Untersuchungen die Bedeutung der Trainingsformen, welche eine ausreichende Sauerstoffversorgung des Körpers gewährleisten. Dieses aerobe Ausdauertraining sollte die Grundlage eines jeden Trainingsprogramms bilden. Cooper entwickelte damals ein Fitness-Programm für NASA-Astronauten, das vor allem die aeroben Ausdauersportarten Laufen, Schwimmen, Rad fahren und verschiedene Ballspiele beinhaltete. Mit dieser Kombination sollten insbesondere die Herzarbeit ökonomisiert und der Sauerstoffumsatz angekurbelt werden.
Jane Fonda, Judy Sheppard Misset und Jackie Sörensen waren einige der Damen, die diese Idee übernahmen und verschiedene Konzepte entwickelten. Sie legten ihren Belastungsschwerpunkt in Richtung gymnastische Übungen aus den Bereichen Kraftausdauer und Deh-

nung und untermalten das Ganze mit passender flotter Musik. Sie nannten es schlicht »Workout«. Der Begriff »Aerobic« entwickelte sich erst, als verschiedene Ideen den Weg nach Deutschland fanden.

In Deutschland hielt Aerobic Anfang der 1980er-Jahre Einzug und löste durch die Vorstellung im Aktuellen Sportstudio 1982 große Begeisterung aus. Trainer und Anbieter schossen wie Pilze aus dem Boden. Erforderliche Kriterien an Räumlichkeiten, Bodenbeschaffenheit oder geeignetem Schuhwerk waren damals nicht bekannt. Dies hat sich jedoch im Laufe der Jahre geändert.

Gesellschaftlicher Stellenwert

Heutzutage existieren wohl nur noch wenige Fitness-Studios, die kein Aerobic-Programm anbieten. Es ist mittlerweile nicht nur von Teilnehmern als hochgeschätztes Fitness-Training anerkannt. Kein sportlicher oder medizinischer Fachmann würde ihm seinen gesundheitlichen Wert absprechen. Zahlreiche Aktivitäten in der und für die Öffentlichkeit sowie weltweit veröffentlichte Berichte in den Medien sind deutliche Indizien für die Etablierung dieser Sportart. Sportartikelhersteller, Bekleidungsfirmen, Firmen, die sich auf die Herstellung geeigneter Sportböden spezialisiert haben, oder Schulungszentren, die

verschiedene Ausbildunglehrgänge für angehende Aerobic-Lehrer anbieten, profitieren seit Jahren vom Fitness- und Aerobic-Boom.

Das Schöne am Aerobic-Sport ist, dass es sich hierbei für die meisten Teilnehmer um eine so genannte »wertfreie Leistung« handelt. Dies bedeutet, dass es für den Einzelnen keine Ränge, Bewertungen oder Platzierungen gibt. Jeder kommt aus freien Stücken, will sich in der Gruppe sportlich betätigen und Spaß haben. Auf der anderen Seite kann Aerobic auch als Leistungssport betrieben werden. Das so genannte Wettkampf-Aerobic soll jedoch nicht Inhalt dieser Lektüre sein, da bei der Ausübung dieses Sports völlig andere Leistungkriterien gelten als bei Fitness-Aerobic.

Entwicklung in der Zukunft

Wie schon erwähnt hat sich das Konzept »Fitness« mit seinen drei Säulen Krafttraining, Aerobic, Stretching seit einigen Jahren durchgesetzt und ist gesellschaftlich akzeptiert. Obwohl die Fitness-Branche mancherorts noch einem undurchschaubaren Dschungel gleicht, ist sie eine der wenigen, die nicht mit Rückgängen zu kämpfen hat. Das hat sie wohl ihren treibenden Kräften und den Gesetzen der freien Marktwirtschaft zu verdanken. Da Aerobic heute das geworden ist, was es ist, nämlich ein präventives, gesundheitsorientiertes Fitness-Training, das den unterschiedlichsten Ausübenden Freude und Wohlbefinden vermittelt, wird dieser Sport auch in Zukunft seine Berechtigung haben. Neue Trends werden kommen und sich behaupten, andere werden sich nicht durchsetzen und wieder verschwinden. Bezüglich der Trends ist aktuell »Aero-Tennis« zu nennen. Dies ist eine Trainingsform, die von einem erfolgreichen Tenniszentrum vor allem für Tennisspieler, welche durch diesen Sport eine sehr einseitig trainierte Muskulatur haben, kreiert wurde. Das neue Konzept bringt tennisspezifische Bewegungsmuster mit Musik zusammen und soll beide Körperhälften gleichermaßen trainieren. Viele namhafte Sportler und Funktionäre der Tennisszene schwören angeblich auf diese neue Trainingsform und hoffen mit

positiver Kritik in der Presse auf einen Einzug in die Fitness-Studios.

Ein weiteres neues Trainingskonzept trägt den Namen »Incentics functional™« und soll eine Kombination aus Kraft und Konzentration sein. Der Begriff »Incentics« setzt sich zusammen aus »incentive«, was so viel wie ansteigend bedeutet, und »Kinetics«, übersetzt Bewegungslehre. Das Training beansprucht den ganzen Körper und wird ohne Geräte durchgeführt. Es soll angeblich zu mehr Körperbewusstsein und einer erstaunlichen Körperbeherrschung führen.

Mit dem »Core-Board« bietet die Firma Reebok ein neues Produkt an. Das Gerät besteht wie das herkömmliche Step aus einer Plattform, auf die man auf- und von der man absteigen kann. Das Besondere daran ist die dreidimensionale Beweglichkeit der Trainingsplatte, so dass erhöhte Ansprüche an die Koordinationsfähigkeit der Muskulatur gestellt werden. Die Studioprogramme werden »Power Zen«, »Sports Core« oder »Power Core« heißen.

Lassen wir es dabei; noch im Laufe der Entstehung dieses Buches werden mit Sicherheit weitere Neuigkeiten und Trends den Aerobic-Markt überschwemmen. Am Ende entscheidet immer der Kunde, welches Produkt überleben wird. Die Szene ist einfach noch zu jung, um nicht noch viele Jahre derart in Bewegung zu bleiben und für Überraschungen zu sorgen.

Struktur des Aerobic-Sports

Das Aerobic-Training – Ausdauergymnastik zu Musik – ist im Laufe seiner Entwicklung von seiner ursprüngliche Bedeutung abgewichen. Immer dann, wenn vom Aerobic-Angebot die Rede ist, versteht man heute darunter ein ganzes Sammelsurium an verschiedenen Kursen. Aerobic taucht nur noch als Dachbegriff auf. Da die Motive der Teilnehmer spezifischer geworden sind, ist das Angebot differenzierter. So wollen einige vorrangig ihr Gewicht durch Ausdauertraining reduzieren, andere gezielt bestimmte Zonen ihres Körpers kräftigen. Blickt man auf die verschiedenen Kurspläne, so findet man eine Vielzahl von unterschiedlichen Bezeichnungen. Die Gliederung nach trainingswissenschaftlichen Aspekten und die Einteilung nach dem Nutzen für die Teilnehmer verdeutlichen dies.

Trainingswissenschaftliche Gliederung

Betrachtet man die Struktur des Aerobic-Trainings von sportwissenschaftlicher Seite, erfolgt die Gliederung nach der anteiligen Beanspruchung der motorischen Grundeigenschaften. Die motorischen Grundeigenschaften werden mit dem Sammelbegriff Kondition definiert. Vielerorts wird fälschlicherweise die Ausdauer oder das Ausdauertraining mit

Kondition verwechselt. Die Kondition oder das Konditionstraining beinhaltet jedoch mehrere Komponenten, nämlich Ausdauer, Koordination, Beweglichkeit, Kraft und Schnelligkeit.
Für einige Wissenschaftler zählen auch psychische Faktoren zu den konditionellen Fähigkeiten, auf diese soll jedoch nicht näher eingegangen werden, da sie den Rahmen dieses Buches sprengen würden.

Ausdauer

Definition: Unter Ausdauer versteht man die physische und psychische Widerstandsfähigkeit des Organismus gegen Ermüdung bei lang dauernden Belastungen und/oder die rasche Wiederherstellungsfähigkeit nach der Belastung.

Bei einer gut entwickelten Ausdauer können wir also sportliches Training länger durchhalten, da die Ermüdung erst später eintritt und eine Erholung nach der Belastung schneller erfolgt. Eine verbesserte Ausdauer ist aber nicht nur während sportlicher Betätigung spürbar. Im Alltag macht sich die Ausdauerleistungsfähigkeit ebenfalls bemerkbar, indem wir uns besser konzentrieren können und uns von körperlicher Erschöpfung schneller erholen.
Im Aerobic-Sport zählen dazu unter anderem Low-Impact, High-Impact, Mixed-Impact, Step-Aerobic oder Spinning®. Alles Kurse, bei denen der Teilnehmer

ständig in Bewegung ist und die Trainingsherzfrequenz auf einem bestimmten Niveau gehalten wird.

Koordination

Definition: Unter Koordination versteht man zweckmäßige Verhaltensmechanismen des Nerv-Muskel-Zusammenspiels zur Steuerung und Regelung bestimmter Formen der Bewegungsfähigkeit. Sie basieren auf der anlagebedingten Qualität sensomotorischer Funktionen und treten nie isoliert auf, sondern sind immer auf den Bewegungsvollzug als Ganzes gerichtet.

Gut entwickelte koordinative Fähigkeiten, die auch noch im fortgeschrittenen Alter trainierbar sind, ermöglichen die Realisierung des angeeigneten Bewegungsrepertoires. Als Beispiel dazu kann man Step-Aerobic erwähnen. Ohne das Zusammenspiel der verschiedenen Muskeln, die für gleichzeitige Bein- und Armbewegungen zuständig sind, der Fähigkeit, ohne Probleme das Step aufund abzusteigen und dazu das Körpergleichgewicht zu halten, könnten wir an solch einem Unterricht nicht teilnehmen.

Beweglichkeit

Beweglichkeit ermöglicht das Ausschöpfen des gesamten Bewegungsumfangs unserer Gelenke. Aufgrund der unterschiedlichen hormonellen Ausstattung sind Frauen beweglicher als Männer. Dies liegt am größeren Fettanteil und an der vermehrten Wassereinlagerung im Gewebe der Frau.

Ein konsequent durchgeführtes Dehnprogramm hat neben dem Ziel zur Verbesserung der Beweglichkeit auch einen verletzungspräventiven Charakter, den jeder Aerobic-Sportler im Sinne seiner Gesundheit nutzen sollte. Als Beispiel dazu dient das Beweglichkeitstraining, auch Stretching genannt.

Definition: In der Literatur findet man zum Begriff Beweglichkeit viele gleichbedeutende Synonyme wie z. B. Gelenkigkeit, Geschmeidigkeit, Dehnfähigkeit, Flexibilität oder Biegsamkeit. Bei enger Begriffsdefinition versteht man unter Beweglichkeit die Schwingungsweite der Gelenke. Bei weiterer Begriffsauffassung ist Beweglichkeit eine komplexe, von anatomischen, physiologischen und neurologischen Parametern abhängige motorische Fähigkeit zur Ausführung von Bewegungen mit großer Bewegungsamplitude.

Kraft

Definition: Kraft ist die wirkende Ursache für Bewegungen. Im Sinne einer motorischen Eigenschaft des Menschen ist Kraft die Fähigkeit eines Muskels, Widerstände zu überwinden bzw. Widerständen entgegenzuwirken.

Kraft benötigen wir also, wenn wir Gewichtsbelastungen im Alltag oder im Sport bewältigen wollen. Dass jedoch auch ausreichende Kraft vonnöten ist, um uns gegen die Schwerkraft der Erde aufrecht zu halten, wird oft vergessen. Ist unsere Skelettmuskulatur zu schwach oder mangelhaft ausgebildet, hat dies einen Haltungsverfall zur Folge. Die Muskeln fangen an sich zu verkrampfen. Die Folge sind Schmerzen und im schlimmsten Fall degenerative Veränderungen der Wirbelsäule und Gelenke. Kraft sichert die aufrechte Haltung und stabilisiert unsere Gelenke.
Im Aerobic-Bereich zählen dazu alle Workout-Kurse, Hanteltraining (Body Pump™, Hot Iron®, Power Dumbell®) sowie die Kräftigungteile in P-Class- und Wirbelsäulengymnastikkursen.

Schnelligkeit

Definition: Schnelligkeit ist die Fähigkeit des Menschen, motorische Aktionen in einem unter gegebenen Bedingungen minimalen Zeitabschnitt zu vollenden. Die Schnelligkeit ist eine Komplexeigenschaft, die von den muskulären Voraussetzungen, der Energiebereitstellung und vom Ablauf zentralnervöser Prozesse abhängig ist.

Im Aerobic-Training hat die Schnelligkeit keinen Platz. Schließlich kommt es nicht darauf an, möglichst schnell das Step auf- und abzusteigen oder in maximalem Bewegungstempo die Bauchmuskulatur zu kräftigen. Deshalb wird auf die Komponente Schnelligkeit im weiteren Verlauf des Buches nicht näher eingegangen.

Gliederung nach dem Nutzen

Da wohl die wenigsten eine bestimmte Kursstunde besuchen werden, um beispielsweise nur ihre Koordinationsfähigkeit zu verbessern, also das Nerv-Muskel-Zusammenspiel zu optimieren, ist aus Sicht des Fitness-Studios eine Einteilung nach dem Nutzen für die Teilnehmer wesentlich sinnvoller. Danach kann man auf der einen Seite mehr die physische oder als Gegenpol die seelische Trainingskomponente festlegen. Die Inhalte sind somit kundenorientiert über deren Zielsetzung definiert.

Einteilung und Kurserläuterungen

Bei der Gestaltung des Kursplans kann man folgende wichtige Hauptgruppen unterscheiden:
➤ Fitness-Aerobic
➤ Figur-Aerobic
➤ Kurse zur Steigerung des Wohlbefindens
➤ Specials

Wie schon erwähnt ist diese Einteilung sehr benutzerfreundlich. Werden dazu alle Stunden, die z. B. zur Gruppe des Figur-Aerobics zählen, auf dem aushängenden Kursplan farbig einheitlich gestaltet, kann sich der Teilnehmer sehr leicht die Stunden heraussuchen, die seinem Trainingsziel am ehesten entsprechen. Weiterhin ist eine Kennzeichnung der Kurse, die für Einsteiger oder Fortgeschrittene geeignet sind, sinnvoll, da erfahrungsgemäß in einem Sport- oder Fitness-Studio sehr unterschiedliche Zielgruppen, betreffend der Leistungsfähigkeit, trainieren.

Die möglichst differenzierte Markierung der unterschiedlichen Kurse ersetzt jedoch keinesfalls die ausführliche Beratung der Teilnehmer durch einen erfahrenen Aerobic-Instructor oder -Trainer. Vor allem Einsteiger oder wenig Geübte müssen durch einen kompetenten Kursleiter in einem persönlichen Gespräch aufgeklärt werden, welche Kurse und Kurskombinationen am besten geeignet sind, um dem Teilnehmer den bestmöglichen Trainingsnutzen entsprechend seiner individuellen Vorstellungen und Voraussetzungen garantieren zu können.

Der tatsächlichen Namensgebung sind hierbei, wie bereits erwähnt, fast keine Grenzen gesetzt. Sie unterscheiden sich oft von Anbieter zu Anbieter. Die Inhalte von Kursen mit unterschiedlicher Bezeichnung sind jedoch nicht selten die gleichen. Andersherum kann es auch passieren, dass Kurse mit indentischer Bezeichnung völlig unterschiedliche Inhalte haben. Deshalb sind die individuellen Kurserläuterungen, die zu jedem studioeigenen Kursplan dazugehören, eine unentbehrliche Auflistung und Orientierung für den Teilnehmer. Im Folgenden einige Hilfestellungen:

Fitness-Aerobic

Zur Gruppe der Fitness-Aerobic-Kurse zählen meistens Stunden, die im Hauptteil einen ausdauerorientierten Trainingsteil beinhalten. Dabei steigt in den Fortgeschrittenenkursen vor allem die Koordinationskomponente, also komplexere und längere Schrittfolgen unter Zunahme von Bewegungen der Arme. In Einsteigerkursen können auch fortgeschrittene Aerobic-Sportler auf ihre Kosten kommen, indem sie ihre Trainingsintensität durch größere und betont kraftvollere Bewegungen steigern.

Step-Aerobic

Das Step ist eine meist in drei Stufen höhenverstellbare Plattform, bei der durch Auf- und Absteigen das Treppensteigen simuliert wird. Durch unterschiedliche Schritte und deren Variationen und Kombinationen entsteht ein interessantes Ausdauertraining, das vor allem die Bein-, Gesäß- und beim Einsatz der Arme auch die Oberkörpermuskulatur kräftigt. Step-Aerobic wird mittlerweile in vielen Variationen angeboten. Folgende Beispiele erläutern kurz die Unterschiede:

➤ **Easy Step:** Ein Kurs mit dieser oder ähnlicher Bezeichnung ist ein absolutes Muss für jeden Kursplan. Einsteiger haben hier die Möglichkeit, unter vereinfachten Bedingungen (z. B. langsameres Tempo von Musik und Bewegung, niedrige Einstellung des Steps) »Step by Step« alle Grundschritte zu erlernen und oft zu wiederholen. Das Beherrschen der Vielfalt von Grundschritten und deren Variationen und Kombinationen bedarf einiger Übung und muss konsequent und ohne Leistungsdruck erarbeitet werden. Armbewegungen, die den Schwierigkeitsfaktor bezüglich der Koordination erheblich erhöhen, sollten gar nicht oder nur sehr sparsam eingesetzt werden.

➤ **Power Step:** Beim Power Step wird die Komponente Choreografie zugunsten einer kraftvollen und weiten Bewegungsausführung vernachlässigt. Einfache, dynamisch ausgeführte Grundschritte, die sinnvoll aneinander gereiht werden, haben eine höhere Trainingsintensität als komplizierte Bewegungsabläufe, bei denen vor lauter Konzentration die Bewegungsqualität leidet. Durch Höhenverstellung des Steps auf die zweite oder dritte Stufe kann das Training ebenfalls intensiver gestaltet werden.

➤ **Steppin' around:** Dieser Kurs wird meistens für Fortgeschrittene ausgeschrieben. »Around« bedeutet rundherum. Dieser Ausdruck bezieht sich auf das Trainingsgerät und wie der Ausführende damit umgeht. Während bei Step-Einsteigerkursen die Körperfront und der Blick normalerweise immer nach vorne zum Instructor gerichtet sind, variiert beim Steppin' around die Blickrichtung und die Körperfront nach allen Seiten. Weiterhin wird in dieser Fortgeschrittenenklasse das Step von allen Seiten her bestiegen. Diese permanenten Richtungs- und Körperfrontwechsel bedürfen einer ordentlichen Portion Koordinationsfähigkeit.

➤ **Funky Step / Step'n'House / Latin Step / Salsa Step:** Für alle Freunde bestimmter Musikstile haben sich Step-Kurse mit speziellem musikalischen Inhalt entwickelt. So hat der Teilnehmer nicht nur die Möglichkeit, mit seinem Lieblingsgerät zu trainieren, sondern zusätzlich auch noch seine bevorzugte Musik zu hören. Beide Komponenten zusammen erhöhen die Motivation erheblich.

➤ **Step Choreografie:** Auch hierbei wird eine besondere Zielgruppe angesprochen. Wer besonders ausgefallene Schrittkombinationen und Choreografien bevorzugt, sollte Kurse besuchen, in denen auf diese Komponente Wert gelegt wird. Aufgrund des sehr hohen Koordinationsfaktors leidet jedoch meistens die Bewegungsqualität und somit die Trainingsintensität.

Salsa-Aerobic

Dies ist eine klassische Low-Impact-Aerobic-Stunde unter Verwendung von geeigneter Salsa-Musik und spezifischen Salsa-Schritten, die oftmals mit einfachen, herkömmlichen Aerobic-Schritten kombiniert werden.

Low-Impact / High-Impact / Mixed-Impact

Impact = Stoß oder Aufprall, low = niedrig, high = hoch, mixed = gemischt. Low-Impact, also niedriger Stoß, bezeichnet demzufolge die geringe Belastung auf die Fuß- und Kniegelenke sowie die Wirbelsäule. Bei allen Bewegungen, Schritten oder Schrittkombinationen darf in einer Low-Impact-Phase weder gesprungen noch gehüpft werden, um die Stoßbelastungen auf einem Minimum zu halten. Ein weiteres wichtiges Kennzeichen von Low-Impact ist, dass ein Fuß immer Kontakt zum Boden haben muss. Diese Kurse werden besonders Einsteigern gerne empfohlen, was bezüglich der verhältnismäßig niedrigeren Belastung durchaus sinnvoll erscheint.
Bei High-Impact steigen die Trainingsintensität und die Stoßbelastungen auf die Gelenke um ein Vielfaches, da hierbei auch gesprungen wird und beide Füße den Boden verlassen dürfen. Diese Kurse sind nur für gesunde und trainierte Sportler ohne Gelenk- oder Rückenbeschwerden geeignet.
Bei Mixed-Impact wechseln beide Belastungen in bestimmten Abständen einander ab. Bei allen Impact-Kursen handelt es sich um reine Cardio-Trainingseinheiten.

Tae Bo® / Thai Bo® / Box it / BodyCombat™

Das von Billy Blanks entwickelte Tae Bo® hat schnell ähnliche Duplikate auf den Markt gebracht. Bei allen Versionen handelt es sich um eine Mischung aus Teakwon Do-Schritten, Thai-Box- oder Boxbewegungen, die in kontinuierlicher Folge aneinander gereiht und permanent wiederholt werden. Dadurch entsteht ein stark ausdauerbetontes Workout mit eher kurzen Schritt- oder Bewegungskombinationen. Da keine »echten« Choreografien von den Teilnehmern erlernt werden, findet man bei diesen Kursen einen hohen Anteil von Männern, die ja bekanntlich vor klassischen Aerobic-Kursen, in denen lange Schrittkombinationen unterrichtet werden, eher zurückschrecken.

Spinning® / Indoor-Cycling / Power-Biking

Als Vater aller Indoor-Cycling-Kurse kann man den amerikanischen Radprofi Jonathan Goldblum (kurz Johnny G.) nennen, der in Zusammenarbeit mit der Firma Schwinn® das erste Spinning®-Bike im Jahre 1995 in Deutschland präsentierte. Das Konzept war so überzeugend, dass es mittlerweile mehr als 20 Hersteller gibt, die Indoor-Bikes produzieren.

Beim Indoor-Cycling handelt es sich um Radfahren in der Gruppe auf fest stehenden, individuell einstellbaren Bikes. Ein Instructor leitet die Teilnehmer unter Verwendung von unterschiedlicher Musik zum Fahrtraining an. Durch das jeweilige Anziehen oder Lösen einer Feststellbremse am vorderen Schwungrad können Berganstiege oder Talabfahrten optimal simuliert werden. Durch die sensible Auswahl unterschiedlicher Musikrichtungen, variationsreicher Musiktempi und korrekte verbale Anweisungen kann der Instructor die Teilnehmer in besondere mentale Stimmungen versetzen, um deren Leistungs- oder Erlebnisfaktor zu erhöhen.

Figur-Aerobic

Der Bereich Figur-Aerobic besteht aus Kursen, die als Haupttrainingsmotiv die gezielte Formung der Figur ansprechen. Genau genommen kann man diese Gruppe nochmals in globales und gezieltes Figurtraining einteilen:
Die penible Differenzierung dieser beider Gruppen scheint etwas schwer, da die inhaltlichen Übergänge vom globalen Training zum gezielten Figurtraining oft fließend sind oder miteinander kombiniert werden.
▌Beim globalen Training wird keine bestimmte Zone des Körpers trainiert, vielmehr zielen die Übungen auf ein Ganzkörpertraining bezüglich Kräftigung und Straffung ab. Natürlich kann nicht der

ganze Körper mit nur einer Übung trainiert werden. Das will heißen, dass die Auswahl und Zusammensetzung der unterschiedlichen Übungen nacheinander alle größeren Muskelgruppen des Körpers beanspruchen.
▌Beim gezielten Figurtraining werden einzelne Körperpartien herausgesucht, die gezielt gekräftigt und gestrafft werden sollen, wie es z. B. bei klassischen Problemzonen-Kursen der Fall ist. Hierbei werden vorrangig Bauch, Beine und Po beansprucht.
Die folgenden Kursbeispiele stellen nur eine kleine Auswahl dar:

Bodystyling / Workout
In diesen Kursen wird nicht nur auf eine bestimmte Zone des Körpers Bezug genommen, sondern sie zielen auf ein Training aller großen Muskelgruppen ab. Dies kann in vielen Fällen durch Hinzunahme von Gummibändern (Exertube, Thera-Band, u. ä.) oder Gymnastikhanteln geschehen, welche die Trainingsintensität steigern können.

Bauch-Beine-Po-Gymnastik / P-Class / BBP
In früheren Jahren nannte man diese Kurse auch »Floorwork«, was darauf zurückzuführen ist, dass ein Großteil des Trainings in sitzender, knieender oder liegender Position stattfindet. Mittlerweile haben viele Übungen im Stand ihren festen Platz gefunden. Inhaltlich konzentrieren sich die kräftigenden und

gewebestraffenden Übungen ausschließlich auf die klassischen weib-
lichen Problemzonen (was nicht bedeutet, dass Männer keine Problemzonen haben können!).

Pump® / Power Dumbell® / Lift®

Ein nicht mehr ganz neuer Trend ist das
Gruppentraining mit Langhanteln. Das
Konzept Lift® verwendet zusätzlich
noch Kurzhanteln. Die Hantelstangen
sind individuell mit Gewichtscheiben zu
bestücken, so dass jeder Teilnehmer
sein Training nach persönlichem Leistungsvermögen ausrichten kann. Übungen, die im Stehen, Knien oder Sitzen
ausgeführt werden, trainieren hauptsächlich den Oberkörper. Für die Bein-
muskulatur gibt es bei diesem Trainingskonzept nur eine begrenzte Anzahl von Übungen.

Kurse zur Steigerung des Wohlbefindens

In diese Kategorie kann man insbesondere Kurse eingliedern, die sich durch
einen eher ruhigen Unterrichtscharakter
auszeichnen. Auch präventiv oder reha-
bilitativ orientierter Unterricht, wie z. B.
Wirbelsäulen- oder Osteoporosegym-
nastik und Rückenschule gliedert sich
mit ein. Bei einigen dieser Angebote
rückt die mentale Komponente mehr in
den Vordergrund. Die verwendete Musik
fördert Entspannung und Konzentration,
teilweise wird sogar ganz auf die musi-

kalische Komponente verzichtet. Eine
Übersicht der dazugehörigen Kurse gibt
folgende Aufstellung.

Stretching

Stretching ist eine spezielle Trainingsmethode zur Verbesserung der Dehnfähigkeit der Muskulatur. Im Gegensatz
zu anderen Dehntechniken handelt es
sich beim Stretching um gehaltenes
(10–60 Sekunden) Dehnen, bei dem die
Auslösung des Muskeldehnreflexes vermieden werden soll. Durch die langsame
und ruhige Bewegungsausführung hat
Stretching einen sehr hohen entspannenden Charakter auf Körper, Geist
und Seele. Weitere positive Wirkungen
des Stretchings sind Verbesserung der
Atemtechnik, Förderung der Körperwahrnehmung, Entspannung und verbesserte Durchblutung der trainierten
Muskulatur.

Tai Chi Chuan / Qi Gong

Beide traditionellen Bewegungsformen
wurden auf der Basis der chinesischen
Philosophie, z. B. der Ying-Yang-Theorie,
entwickelt. Tai Chi wurde in China ungefähr 1000 Jahre später als Qi Gong be-
gründet. Nach Europa kamen beide Formen fast zeitgleich. Wegen ihrer positiven Wirkung auf die Gesundheit sind sie
weit verbreitet.
Tai Chi Chuan kann man als Bewegungslehre zur Förderung und Steigerung des
Körpergefühls auf der Grundlage der
chinesischen Medizin definieren. In Eu-

ropa ist es unter dem Begriff »Schatten-
boxen« bekannt geworden. Tai Chi trainiert nicht nur den Körper in punkto
Kraft, sondern verbessert zugleich die
mentalen Fähigkeiten der betreffenden
Person.

Qi Gong hat zum Ziel, das Geheimnis der
Energie für die Menschen und unsere
Welt zu entdecken. Durch langes Üben
wird man befähigt, Energien im Körper
zu sammeln und an bestimmte Stellen
zu führen oder abzugeben, was durchaus auch heilenden Charakter haben
kann.

Entspannungskurse

Sie nehmen in unserer heutigen Lebensweise einen immer höheren Stellenwert
ein. Entspannungstraining heißt auch
»Loslassen können« und ist der Gegenpol zur ständigen Hochleistung unseres
Organismus. Nur wer regelmäßig entspannt findet das richtige Verhältnis
zwischen Be- und Entlastung. Einige der
nachstehend genannten Methoden haben bereits Einzug in viele Fitness-Cen-
ter gehalten. Weiterführende Lektüre erhalten Sie in jedem gut sortierten Buch-
handel.

- Muskelentspannung nach Jakobsen
- Autogenes Training
- Meditation
- Feldenkrais
- Yoga
- Bioenergetik
- Akupressur
- Shiatsu und vieles mehr

Kombinationen

Viele angebotene Kurse bauen sich aus
einer Kombination verschiedener Kondi-
tionsinhalte auf. So gibt es z. B. etliche,
welche die Komponenten Ausdauer- und
Krafttraining verbinden. Zahlreiche trai-
ningswissenschaftliche Faktoren sprechen eigentlich gegen einige kombinier-
te Trainingsformen, jedoch haben der
Wunsch und der große Zuspruch der
Teilnehmer die Nachteile eliminiert.

Intervall-Aerobic

Ich zähle auch das Intervalltraining zu
der Kategorie »Kombinationen«. Die Intervallmethode ist ein Sammelbegriff für
alle Trainingsformen mit einem systema-
tischen Wechsel von körperlicher Belastung und Erholungsphasen. Im Aerobic-

Beispiele für klassische Kombinationen im Aerobic-Bereich	
Kursbezeichnung	Inhalte
TBC (Total Body Conditioning), New Body, Fatburner	Ausdauer und Kräftigung
Step Intervall	Ausdauer und Kräftigung
Step Choreografie	Ausdauer und Koordination

Bereich handelt es sich dabei meistens um einen Wechsel von Ausdauer und Kräftigung. Ein Beispiel wäre Step-Aerobic im Wechsel mit Kräftigung des Oberkörpers unter Hinzunahme eines Exertubes. Die Erholungsphase, in unserem Fall der Kräftigungsteil, wird aktiv gestaltet und ist »unvollständig«, das bedeutet, dass ein neuer belastender Trainingsreiz gesetzt werden soll, wenn etwa eine Herzfrequenz von 120 Schlägen erreicht ist, also im Stadium der unvollständigen Erholung.

Im Intervall-Aerobic ist es auch möglich, dass der Schwerpunkt allein auf die Verbesserung der Ausdauerleistungsfähigkeit des cardiopulmonalen Systems gesetzt wird. In diesem Fall findet ein kontinuierlicher Wechsel von Low-Impact (niedrigere Belastung) und High-Impact (hohe Belastung) statt. In der Low-Impact-Phase (Erholungsphase) muss ebenfalls die »unvollständige Pause« Anwendung finden.

Exkurs Intervalltraining

Da das Intervalltraining, in welcher Kombination auch immer, in verschiedenen Aerobic-Einrichtungen fast ausnahmslos vertreten ist, halte ich es für sinnvoll, näher auf diese Trainingsmethodik einzugehen.

Beim Training nach der Intervallmethode kommt zwangsweise immer der Begriff »lohnende Pause« (=unvollständige Erholung, unvollständige Pause) ins Gespräch. Sie dient der teilweisen Regeneration des Organismus zwischen den Belastungsreizen. Diese »lohnende Pause« wird in der Praxis über die Herzfrequenzmessung bestimmt. Im Unterschied zur vollständigen Erholung, bei der die Herzfrequenz nahezu den Ruhewert erreicht, sinkt der Puls bei der »lohnenden Pause« nach maximalen oder submaximalen Belastungen auf einen Wert von ca. 120 Schlägen/Minute. Beim Erreichen dieses Werts ist die Pause beendet

Schematische Darstellung der vollständigen und »lohnenden Pause« anhand der Erholungskurve und Drittelung der Erholungszeit (in Anlehnung an Schmolinsky 1973)

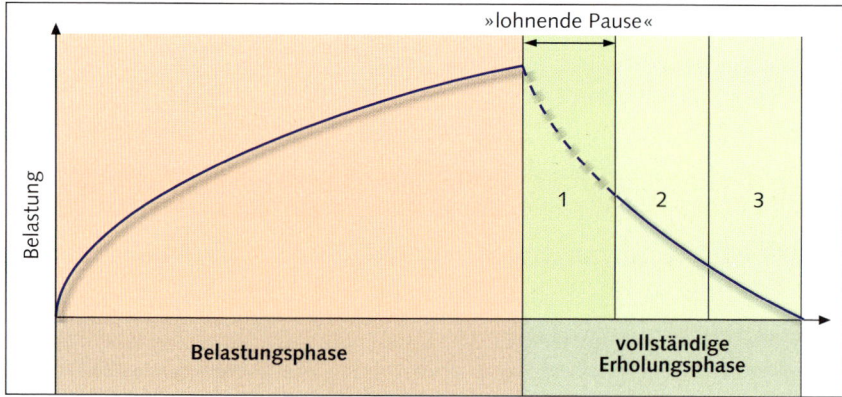

Beispiele für Intervalltraining im Aerobic-Bereich			
Belastungsphase	**Dauer in Minuten**	**Erholungsphase**	**Dauer in Minuten**
High-Impact-Aerobic	1	Low-Impact-Aerobic	3
Skippings oder Running	2	Step Touch oder March	4
Step-Aerobic	2	Muskelkräftigung	2

und es folgt ein neuer Trainingsreiz mit einem erneuten Anstieg der Herzfrequenz.

➤ Extensive Intervallmethode: Sie ist besonders gekennzeichnet durch einen großen Übungsumfang mit relativ geringer Intensität, z. B. viele Wiederholungen mit niedrigem Gewicht. Im Vordergrund steht die Verbesserung der aeroben Kapazität.

➤ Intensive Intervallmethode: Sie ist besonders gekennzeichnet durch geringen Übungsumfang mit hoher Intensität, z. B. wenig Wiederholungen mit hohem Gewicht. Im Vordergrund steht die Verbesserung der anaeroben Leistungsfähigkeit.

Was die Verbesserung der maximalen Sauerstoffaufnahmekapazität betrifft, so haben Untersuchungen gezeigt, dass die intensive Intervallmethode die höchsten Zunahmeraten und damit den höchsten Leistungszuwachs erbringt.

Die Pausen müssen bei beiden Methoden aktiv gestaltet werden, um über die Muskelpumpe die für das große Schlagvolumen notwendige Blutmenge aus der beanspruchten Muskulatur (Arbeitsmuskulatur) zum Herzen zurückzupumpen.

Würde die »lohnende Pause« passiv, z. B. im Stehen verbracht werden, käme es zu einem Versacken des Blutes in die unteren Extremitäten.

> Ein zu starkes Absinken der Herzfrequenz im Erholungsteil ist unbedingt zu vermeiden. Diese Gefahr besteht besonders in der Phase der Muskelkräftigung. Um dies zu umgehen, sollten am besten große Muskelgruppen trainiert werden. Zweckmäßig sind z. B. Kniebeugen oder Ausfallschritte. Sinkt der Puls zu weit ab, kann die Erholungsphase eventuell verkürzt werden. Übungen, bei denen sich der Kopf unterhalb der Herzebene befindet, sind nicht geeignet. Ratsam ist die Ausführung von stehenden Übungen bei aufrechtem Oberkörper.

Werden in der Belastungs- und Erholungsphase ausdauerbetonte Bewegungen durchgeführt, also ein Wechsel von High-Impact und Low-Impact, gibt es folgende Möglichkeiten, den Puls in der Erholungsphase zu senken:

❚ Bewegungen kleiner durchführen.

❚ Bewegungen mit verringerter Dynamik und weniger Krafteinsatz durchführen.

❚ Ausführungsgeschwindigkeit der Bewegungen verringern (dazu muss der Instructor die Geschwindigkeit der Musik manuell niedriger pitchen oder er verwendet professionell gemixte Intervallmusik).

❚ Bei gleichbleibender Bewegungsqualität verringert sich der Trainingspuls beim Wechsel von High-Impact zu Low-Impact nach einigen Sekunden automatisch.

Abschließend möchte ich betonen, dass im Aerobic-Unterricht aufgrund der inhomogenen Gruppenkonstellation das Intervalltraining sehr schwierig ist. Einerseits müsste jeder Teilnehmer einen Pulsmesser tragen, andererseits ist das Pulsverhalten der Teilnehmer aufgrund der unterschiedlichen Fitnessgrade nicht einheitlich. Es kann also nicht garantiert werden, dass jeder seine individuelle »lohnende Pause« beendet hat, wenn der Instructor zur nächsten Belastungsphase ansetzt. Wahrscheinlich wären es nur einige wenige, bei denen zum richtigen Zeitpunkt der nächste Trainingsreiz gesetzt wird, da die notwendige Pause umso kürzer ist, je besser der Trainingszustand ist.

Specials

In diese Kategorie gehören alle Kurse, die sich in den vorhergegangenen schwer oder gar nicht einordnen lassen. Dabei handelt es sich um Angebote, die nur über einen bestimmten Zeitraum (z. B. ein geschlossener Kurs mit einer vorher festgelegten Anzahl von Trainingseinheiten mit Voranmeldung der Teilnehmer) oder einmalig (z. B. ein Workshop) angeboten werden, die nur testweise laufen oder kein bestimmtes Trainingsziel beinhalten. Oft dienen solche Specials als Kundenservice oder werden in bestimmte Marketingstrategien (z. B. kostenloser Inline-Skate-Kurs an einem Tag der offenen Tür) integriert. Die folgende Aufzählung könnte beliebig weitergeführt werden.

➤ Inline-Skating, z. B. als Kurs oder Tagesausflug

➤ Aquarobic, z. B. als Kurs oder nur im Sommer in einem nahe gelegenen Freibad

➤ Women Self Defense als Kurs mit festen Teilnehmerinnen

➤ Beach-Volleyball, Kletterwand, Walking, Lauftreff, usw.

Sicherlich hat jedes Studio bzw. jeder Sportverein eine eigene Strategie, die angebotenen Gruppenkurse zu offerieren. Bei einigen gehört vielleicht Salsa-Aerobic zum festen Kursplan, bei anderen wird diese Tanzklasse nur als einmaliger Workshop angeboten. Die Nachfrage bestimmt wohl in den meisten Fällen das Angebot. Außerdem muss man örtliche und räumliche Voraussetzungen, finanzielle Möglichkeiten, Marktsituation und das spezifische Marketingkonzept des Anbieters berücksichtigen.

GRUNDLAGEN DER PHYSIOLOGIE

Das Herz-Kreislauf-System

Das Herz-Kreislauf-System, auch cardiopulmonales System genannt, verbindet alle Organe des Körpers zu einer funktionellen Einheit. Bei diesem in sich geschlossenem System bildet das Herz die treibende Kraft für die Blutzirkulation. Das gesunde Herz pumpt ungefähr 100 000-mal am Tag und ca. 2,5 Milliarden Mal im Laufe eines durchschnittlichen 70-jährigen Lebens. Die Funktionsbereitschaft dieses Systems ist eine wichtige Voraussetzung für gesundheits- oder leistungsorientiertes Training.

Im allgemeinen Sportverständnis wird oft eine hohe Leistungsfähigkeit des Herz-Kreislauf-Systems mit einer guten Fitness gleichgesetzt. Dieses Verständnis hat sicherlich auch dazu beigetragen, dass sich Aerobic zu einer allgemein gesundheitsorientierten Sportart entwickelt hat.

Innerhalb des cardiopulmonalen Systems unterscheidet man zwei Kreisläufe:
■ den Körperkreislauf oder großen Kreislauf und
■ den Lungenkreislauf oder kleinen Kreislauf.

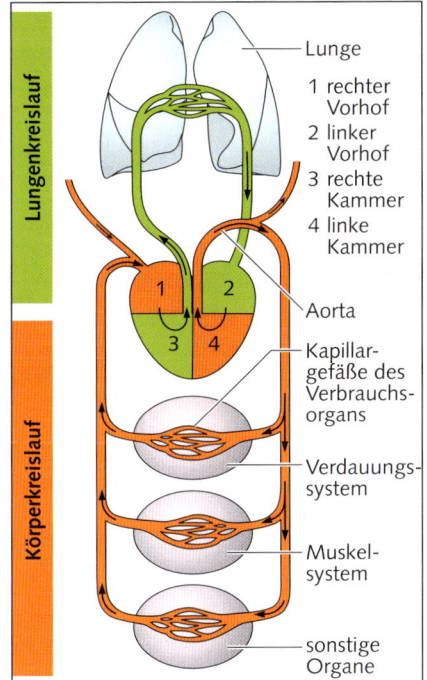

Lungenkreislauf

Körperkreislauf

Lunge

1 rechter Vorhof
2 linker Vorhof
3 rechte Kammer
4 linke Kammer

Aorta

Kapillargefäße des Verbrauchsorgans

Verdauungssystem

Muskelsystem

sonstige Organe

Schematische Darstellung des Herz-Kreislauf-Systems

Beide Kreisläufe sind in Form einer 8 hintereinander geschaltet. Der *Körperkreislauf* beginnt in der linken Herzkammer. Von dort aus pumpt das Herz nähr- und sauerstoffreiches Blut über die Aorta in immer kleiner werdende Blutgefäße in die Körperperipherie. Die Abgabe der mitgeführten Nähr- und Sauerstoffe findet in den kleinsten Blutgefäßen, den Kapillaren, in den Verbrauchsorganen statt. Über die Venen gelangt das nun nähr- und sauerstoffarme Blut zurück in den rechten Vorhof des Herzens. Von dort wird das Blut in die Herzkammer der gleichen Seite gepumpt. Hier beginnt der *Lungenkreislauf*. Von der rechten Herzkammer aus gelangt das kohlendioxidreiche Blut in die Lunge, wo es in den Lungenbläschen (Alveolen) Kohlendioxid abgibt und mit frischem Sauerstoff angereichert wird. Das jetzt sauerstoffreiche Blut wird über die Lungenvene zum linken Vorhof des Herzens transportiert. Von dort aus gelangt es wieder in die linke Herzkammer, wo der Kreislauf erneut beginnen kann. Das Herz- und Gefäßsystem stellt sich mit seiner Ver- und Entsorgungsfunktion immer auf die jeweiligen Bedürfnisse des Organismus ein. Bei starker körperlicher Belastung fließen bis zu 3/4 des rotierenden Blutes in die Arbeitsmuskulatur, während sich bei der Verdauung ein sehr großer Anteil des Blutes im Magen-Darm-Trakt befindet. Das Herz-Kreislauf-System passt sich also den jeweiligen Stoffwechselaktivitäten des Körpers über die Förderleistung des Herzens und einer entsprechenden Umverteilung des Blutes zugunsten der jeweils beanspruchten Organe dynamisch an.

Es ist deshalb nicht ratsam, dass diese beiden Organgruppen gleichzeitig maximal durchblutet werden sollen. Damit erklärt sich auch die allgemeine Empfehlung: »Nicht mit vollem Magen trainieren.«

In Verbindung mit der Arbeitsleistung des Herzens ist es sinnvoll, einige Kenngrößen der Herzfunktion zu definieren:

➤ **Herzfrequenz (HF):** Die Anzahl der Herzschläge pro Minute.
➤ **Ruheherzfrequenz (RHF):** Die Anzahl der Schläge pro Minute im körperlichen Ruhezustand; messbar ist sie am besten gleich nach dem Aufwachen.
➤ **Schlagvolumen (SV):** Die Menge Blut, welche bei einer Kontraktion des Herzens aus der Herzkammer in die Blutbahn ausgeworfen wird.
➤ **Herzminutenvolumen (HMV) oder Herzzeitvolumen (HZV):** Die gebräuchlichste Größe, um anzugeben, welche Menge Blut pro Zeiteinheit vom Herzen in die Blutbahnen befördert wird. Die Zeiteinheit beim HMV ist die Minute; sie ergibt sich aus dem Produkt von Herzfrequenz und Schlagvolumen (HF x SV = HMV).

Positive Veränderung des Herzens durch Aerobic-Training

Bei ausreichender Trainingsintensität, -dauer und -häufigkeit kommt es beim Aerobic-Training aufgrund der erhöhten funktionellen Beanspruchung zu adaptiven Veränderungen im Bereich des Herzens und seiner Funktionsgrößen. Bei folgender Auflistung geht der Autor davon aus, dass ein kontinuierlich ausgeführtes Aerobic-Training hauptsächlich aus aerober Ausdauerbelastung besteht.
➤ **Herzvergrößerung:** Vergrößerung (Hypertrophie) des Herzens, verbunden

mit einer Erweiterung (Dilatation) der Herzhöhlen. Dadurch ist das Herz in der Lage, eine bestimmte Menge Blut mit weniger Kontraktionen in den Blutkreislauf zu pumpen als ein untrainiertes Herz.

➤ **Erhöhung der Restblutmenge im Herzen:** Diese Reserve kann als Schlagvolumenreserve dienen, wenn die Durchblutungsanforderung der Muskulatur bei Belastung ansteigt.

➤ **Erweiterung der Koronareingänge mit einer Querschnittszunahme der Herzkranzarterien:** Dadurch verbessert sich die Blutversorgung der Herzmuskulatur in Ruhe und bei Belastung, die Leistungsfähigkeit des Herzens wird erhöht.

➤ **Vergrößerung des Schlagvolumens:** Das Schlagvolumen nennt die Menge Blut (ml), die ein Herz mit einer Kontraktion in den Blutkreislauf pumpt. Ein hohes Schlagvolumen ist die Grundlage für eine ökonomische Herzarbeit gerade im submaximalen Bereich. In Ruhe hat ein Untrainierter ein Schlagvolumen von ca. 70 ml, der Ausdauertrainierte etwa 100 ml. Durch die Vergrößerung des Schlagvolumes sinkt automatisch auch die Ruheherzfrequenz, was mit einer verbesserten Fitness gleichzusetzen ist.

➤ **Vergrößerung des Herzminutenvolumens:** Das Herzminutenvolumen ist die Menge Blut (l/min), die ein Herz in einer Minute in den Blutkreislauf pumpt.

➤ **Vergrößerung des Sauerstoffpulses:** Der Sauerstoffpuls gibt die Menge Sauerstoff (ml) an, die pro Herzaktion vom Organismus aufgenommen wird.

➤ **Vergrößerung der Sauerstoffaufnahme:** Die bisher genannten Ausführungen lassen erkennen, dass alle Größen miteinander in wechselseitiger Beziehung stehen. Durch diese parallelen Veränderungen der genannten Einzelparameter kommt es durch ausdauerorientiertes Aerobic-Training insgesamt zu einer Steigerung der maximalen Sauerstoffaufnahmefähigkeit (l/min). Sie ist das zuverlässigste Kriterium zur Beurteilung der Leistungsfähigkeit von Herz, Kreislauf, Atmung und Stoffwechsel.

> Insgesamt kommt es beim trainierten Herzen zu einer vielfältigen Ökonomisierung der Herzarbeit, die sich summarisch in der wesentlich geringeren täglichen Herzarbeit und damit einer verminderten Herzbelastung ausdrückt.

Das Atmungssystem

Das Atmungssystem, auch respiratorisches System genannt, ist neben dem Verdauungssystem das zweite große Versorgungssystem im menschlichen Körper. Es ist für die fortwährende Anlieferung von frischem Sauerstoff zuständig. Wichtigstes Organ stellt die Lunge dar, ihre Hauptaufgabe ist die Atmung.

Die metabolischen Aufgaben der Lunge wollen wir in diesem Rahmen vernachlässigen.

Man unterscheidet
❚ die äußere und
❚ die innere Atmung.

Die äußere Atmung ist durch die Aufnahme von Sauerstoff und die Abgabe von Kohlendioxid gekennzeichnet. Dies geschieht mit Hilfe unserer Atmungsorgane. Bei der äußeren Atmung gelangt der frische Sauerstoff über die Luftröhre in die Lungenbläschen (Alveolen), dringt von dort aus ins Blut, das den Transport zum Gewebe und zu den Zellen besorgt. Das dort entstehende Kohlendioxid verlässt den Körper auf umgekehrtem Wege.

Die innere Atmung, auch Gewebs- oder Zellatmung genannt, ist der eigentliche Sauerstoff- und Kohlendioxidaustausch in den Zellen. Die Zellen nehmen den auf dem Blutweg herangeführten Sauerstoff auf und bilden mit ihm den Energiespeicherstoff Adenosintriphosphat (ATP).

Ein Erwachsener benötigt in Ruhe ca. 6–8 l Luft/min. Diese Menge transportiert er mit einer durchschnittlichen Atemfrequenz von 15 Atemzügen/min. Bei hoher körperlicher Anstrengung kann der Verbrauch auf 120–250 l/min ansteigen.

In Verbindung mit dem Atmungssystem sind im Folgenden einige interessante Kenngrößen definiert:

➤ **Atemzugvolumen (AZV):** Luftvolumen, das mit jedem Atemzug bei ruhiger Atmung eingeatmet wird.

➤ **Inspiratorisches Reservevolumen (IRV):** Luftvolumen, das nach normaler Einatmung durch maximale Inspiration noch aufgenommen werden kann.

➤ **Exspiratorisches Reservevolumen (ERV):** Luftvolumen, das nach normaler Ausatmung durch maximale Exspiration noch abgeatmet werden kann.

➤ **Residualvolumen (RV):** Luftvolumen, das trotz maximaler Exspiration in der Lunge zurückbleibt.

➤ **Vitalkapazität (VK):** Luftvolumen, das nach tiefster Einatmung maximal ausgeatmet werden kann. Diese Größe ergibt sich aus der Summe von AZV+IRV+ERV.

➤ **Totalkapazität (TK):** Größtmöglicher Luftgehalt der Lunge nach maximaler tiefer Inspiration. Diese Größe ergibt sich aus der Summe von AZR+IRV+ERV+RV.

➤ **Atemfrequenz (AF):** Anzahl der Atemzüge pro Minute.

➤ **Atemminutenvolumen (AMV):** Ergibt sich aus dem Produkt von Atemfrequenz und Atemzugvolumen (AF x AZV = AMV).

➤ **Maximale Sauerstoffaufnahme (VO$_2$max):** Diejenige Menge Sauerstoff, die bei schwerer dynamischer Arbeit großer Muskelgruppen aufgenommen werden kann. Diese Größe ist zuverlässigstes Kriterium zur Beurteilung der Leistungsfähigkeit von Herz, Kreislauf, Atmung und Stoffwechsel.

Adaption des Atmungssystems an sportliche Belastung

▮ Verringerung der Atemfrequenz in Ruhe und bei sportlicher Belastung.
▮ Schnellere Normalisierung der Atmung im Hinblick auf das Erreichen des Ruhe-ausgangswerts.
▮ Vergrößerung der Alveolarober-fläche.
▮ Hypertrophie der Atem- und Atem-hilfsmuskulatur.
▮ Verbesserung der Atemökonomie.
▮ Verringerung der atemtechnischen Störfaktoren wie z. B. Seitenstechen.
▮ Allgemeine verbesserte Sauerstoff-versorgung des Körpers bei Belastung.

Die Energiebereit-stellung

Ein Fön funktioniert erst dann, wenn wir ihn an eine Steckdose anschließen und er dadurch den benötigten Strom erhält, die er in Wärme und in die Be-wegung des Ventilators umsetzen kann. Ähnlich, jedoch etwas komple-xer, verhält es sich mit dem mensch-lichen Organismus. Unser Körper ist ebenfalls auf Energie angewiesen. Bei körperlicher Belastung wird diese durch Verbrennung (Oxidation) von Kohlehydraten (Glukose, Glykogen), Fetten (freie Fettsäuren) und in Aus-nahmefällen aus Eiweiß (Aminosäuren) gewonnen. Welche Substanzen gerade vom Körper genutzt werden, hängt in besonderem Maße vom Ernährungs- und Trainingszustand unseres Organis-mus und von der zur Verfügung stehen-den Sauerstoffmenge ab. Der Anteil der verwendeten Nährstoffe ist demnach nicht konstant, sondern wechselt je nach der bestehenden Situation. Das Prinzip der Energiegewinnung besteht darin, die Grundnährstoffe, die wir über die Nahrung zu uns nehmen, in immer kleinere Bausteine zu zerlegen und möglichst vollständig zu verbrennen. Im Bereich des Aerobic-Sports ist es interessant zu wissen, welche Mecha-nismen der Körper anwendet, um Be-wegung oder eine bestimmte Leistung erbringen zu können.
Grundlage der Kontraktion der Arbeits-muskulatur ist das ATP (Adenosintri-phosphat), das eine hochenergetische chemische Verbindung darstellt. ATP ist sozusagen die unmittelbare Energie-quelle der Muskelfasern. Unser intrazel-lulärer ATP-Vorrat ist jedoch sehr be-grenzt, so dass der Muskel gezwungen ist, auf irgendeinem Wege weitere Ener-gie heranzuschaffen.

Dabei wird zwischen
• anaerober, auch anoxydativer (Energiebereitstellung ohne Verwen-dung von Sauerstoff) und
• aerober, auch oxydativer (Energiebereitstellung unter Ver-wendung von Sauerstoff) Energie-gewinnung unterschieden.

Die grundsätzliche chemische, Energie liefernde Reaktion im Muskel ist die Spaltung von ATP. Folgende Abbildung zeigt dies in einer vereinfachten Darstellung.

**Energie-
bereit-
stellung
beim Abbau
von ATP in
ADP
(Adenosin-
diphosphat)**

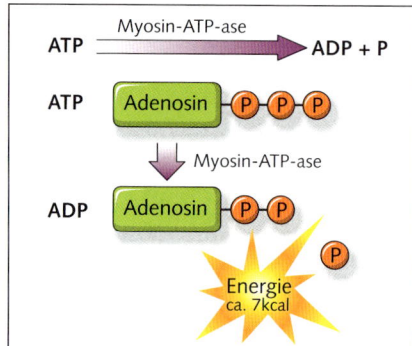

Der ATP-Vorrat in einer Muskelzelle beläuft sich auf etwa 6 mmol/kg Muskelfeuchtmasse. Die frei werdende Energie beträgt bei Standardbedingungen in wässriger Lösung ca. 7 kcal/mol ATP und reicht bei maximalen Muskelkontraktionen nur für wenige Sekundenbruchteile. Die Schnelligkeit dieser Spaltung, bei der sofort Energie entsteht, wird durch das Enzym Myosin-ATP-ase bestimmt. Alle weiteren Energie liefernden Prozesse, die im Folgenden beschrieben werden, dienen nicht direkt der Muskelkontraktion, sondern werden für den ständigen Wiederaufbau von ATP eingesetzt.

Anaerobe Energiegewinnung

Zu Beginn jeder sportlichen Betätigung von höherer Intensität, bei der der Energiebedarf nicht ausreichend aerob abgedeckt werden kann, wird der Muskel gezwungen, die benötigte Energie teilweise auf anaerobem Wege bereitzustellen.

Anaerob-alaktazide Energiefreisetzung

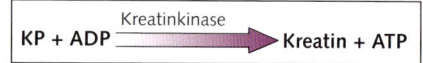

Um also weitere Muskelarbeit zu ermöglichen, wird das Zerfallsprodukt ADP durch den zellulären Kreatinphosphatspeicher (KP-Speicher) wieder zu ATP aufgefüllt.
Diese sofortige Resynthese ermöglicht eine weitere Gesamtarbeitszeit von maximal 7–8 Sek. und wird auch als anaerob-alaktazider Prozess der Energiebereitstellung genannt, da sie noch ohne nennenswerte Milchsäurebildung (Laktat) vor sich geht.

Anaerob-laktazide Energiefreisetzung

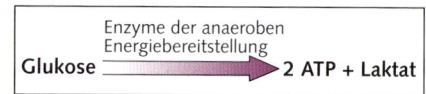

Der nächste Schritt der Energiegewinnung ist der anaerob-laktazide Prozess. Jetzt wird Glukose bzw. Glykogen als Energielieferant herangezogen. Auch hierbei entsteht rasch Energie, ohne dass Sauerstoff verbraucht wird, jedoch entsteht Milchsäure.

Diese Form der Energiegewinnung – man nennt sie auch anaerobe Glykolyse – erfolgt im Sarkoplasma ohne Hinzunahme von Sauerstoff und stellt bei allen intensiven Belastungen, bei denen die Sauerstoffversorgung unzureichend ist, den bevorzugten Energiegewinnungsprozess dar. Diese Energie reicht ca. 40–60 Sek.

Aerobe Energiegewinnung

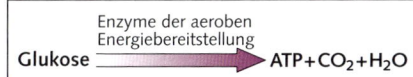

Bei einer Belastungsdauer über 60 Sek. gewinnt die aerobe Energiegewinnung zunehmend an Bedeutung. Sie läuft in den Mitochondrien, den »Kraftwerken« der Zellen, ab. Dieser Weg wird eingeschlagen, wenn weniger Energie pro Zeiteinheit benötigt wird, also bei längerer Belastungsdauer mit niedriger Trainingsintensität. Im Gegensatz zur anaeroben Energiebereitstellung können hierbei neben der Glukose auch Fette in Form von freien Fettsäuren als Energieträger verbrannt werden. Die aerobe Oxidation aus Fettsäuren, die bereits sehr früh einsetzt und ab einer Dauerbelastung von ca. 20–30 Min. ihr Höchstmaß erreicht, reicht für Belastungen bis zu mehreren Stunden. Zu beachten ist allerdings, dass zum Fettsäureabbau mehr Sauerstoff als zum Kohlehydratabbau notwendig ist. Das liegt an der Sauerstoffarmut der Fettsäuremoleküle.

Zusammenfassend lässt sich sagen, dass die primäre Energiequelle ATP nacheinander durch das KP, die anaerobe Glykolyse und die aerobe Energiegewinnung bereitgestellt wird. Diese Resynthese erfolgt dabei nicht streng hintereinander, die Prozesse überlappen sich.

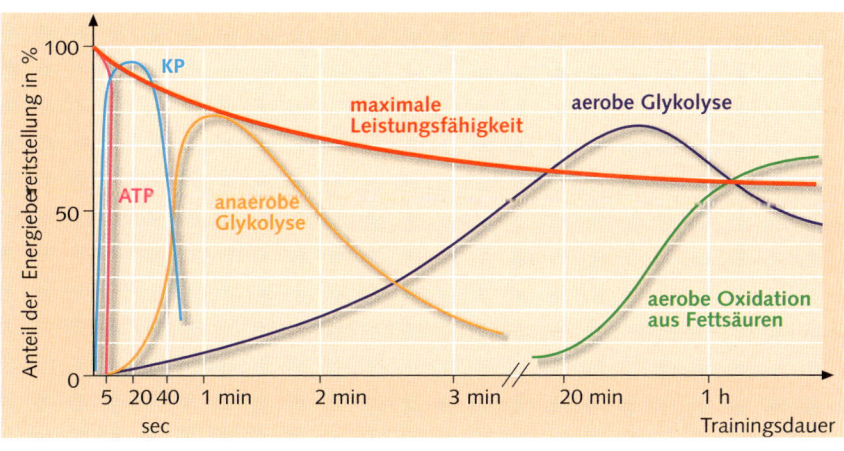

Anteil der Energiebereitstellung in Prozent nach Paul, 2000

AEROBIC UND HERZFREQUENZ

Wie bereits erwähnt kann Aerobic auch als reiner Ausdauersport betrieben werden. Dabei geschieht die beste Trainingssteuerung für den Freizeitsportler über die Kontrolle der Herzfrequenz. Laktatmessungen sind zwar ebenfalls sehr sinnvoll und helfen, den Fitnesszustand des Sportlers zu bestimmen, jedoch sind sie im Vergleich zur Pulskontrolle ein aufwändiges Verfahren und für den gesunden Freizeitsportler zur Leistungskontrolle nicht zwingend notwendig.

Im Rahmen dieses Buches beschränken wir uns deshalb auf die Messgröße Trainingspuls. Dazu vorweg einige wissenswerte Definitionen.

Die Herzfrequenz (HF)

Die Herzfrequenz bezeichnet die Anzahl der Herzschläge pro Minute.
Faktoren, welche die Pulsfrequenz bestimmen, sind unter anderem:

- Alter
- Geschlecht
- Körpergewicht
- Gesundheitszustand
- Größe des Herzens
- Trainingszustand
- Medikamenteneinnahme
- Alkoholkonsum

Die Ruheherzfrequenz (RHF)

Die Ruheherzfrequenz, die auch als Ruhepuls bezeichnet wird, gibt die Anzahl der Herzschläge pro Minute während absoluter körperlicher Ruhe an. Die RHF ist am besten am Morgen kurz nach dem Aufwachen zu bestimmen. Sie kann auch Maßstab des Fitnesszustands eines Sportlers oder Nichtsportlers sein. Je niedriger der Ruhepuls, desto besser die allgemeine Fitness.

Die Trainingsherzfrequenz (THF)

Die Trainingsherzfrequenz oder der Trainingspuls bezeichnet die Anzahl der Herzschläge pro Minute während des Trainings oder während einzelner Trainingsphasen. Je nach Zielsetzung wird der angestrebte Trainingspuls in Prozent angegeben und richtet sich immer nach der maximalen Herzfrequenz.

Die maximale Herzfrequenz (MHF)

Sie nennt die theoretische Anzahl der Herzschläge, die ein gesundes Herz maximal fähig ist zu schlagen. Die MHF wird über das Lebensalter nach folgender Formel errechnet:

220 – Lebensalter = MHF

Am Beispiel einer 25-jährigen Person errechnet sich die theoretische maximale Herzfrequenz folgendermaßen:

220 – 25 = MHF 195

Die maximale Herzfrequenz beträgt demnach 195 Schläge/min. Anhand dieser Formel kann sich jeder seine eigene MHF sehr leicht errechnen. Ein empfohlener Trainingspuls von z. B. 60 % beträgt also nach genanntem Rechenbeispiel 117 Herzschläge/min:

(MHF 195 : 100 %) x 60 % = THF 117

Der Herzfrequenzzielbereich (HFZB)

Der Herzfrequenzzielbereich nennt den Herzfrequenzbereich zwischen niedrigster und höchster Schlagzahl. Er variiert beim gesunden Sportler je nach Alter und Trainingsziel. Wird z. B. für eine 35-jährige Teilnehmerin eine Herzfrequenz zwischen 60 % und 70 % der MHF empfohlen, sollte der Pulsschlag 111–130 Schläge/min betragen.

Kontrollmöglichkeiten

Als geeignete Möglichkeit, den Puls genau zu bestimmen, haben sich

Trainingspuls in Abhängigkeit von Alter und maximaler Herzfrequenz							
Alter	MHF/min	60 % der MHF= THF	65 % der MHF= THF	70 % der MHF= THF	75 % der MHF= THF	80 % der MHF= THF	85 % der MHF= THF
20	200	120	130	140	150	160	170
25	195	117	127	137	146	156	166
30	190	114	124	133	143	152	162
35	185	111	120	130	139	148	157
40	180	108	117	126	135	144	153
45	175	105	114	123	131	140	149
50	170	102	111	119	128	136	145
55	165	99	107	116	124	132	140
60	160	96	104	112	120	128	136
65	155	93	101	109	116	124	132
70	150	90	98	105	113	120	128

Pulsmess-gerät batteriebetriebene Instrumente in Form von Brustgurten, Ohrclips oder in Ausdauergeräte integrierte Handgriff-messgeräte bewährt. Man kann auch seine Herzfrequenz an der Halsschlag-ader messen.

Messung der Herzfrequenz an der Halsschlagader: Mit Zeige- und Mittelfinger die pulsierende Schlag-ader ausfindig machen, 15 Sek. die Schläge zählen und den Wert mit 4 multiplizieren.

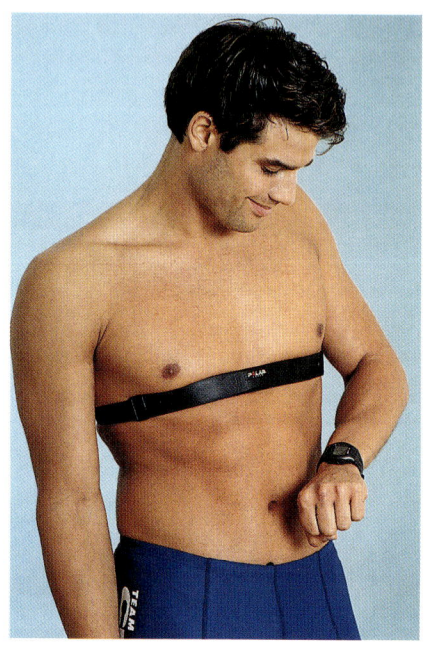

Diese Methode eignet sich allerdings nur im Liegen, Sitzen oder ruhigen Stehen. Bei sportlicher Betätigung, also in Bewegung, schleichen sich schnell Zählfehler ein, die dann das Ergebnis erheblich verfälschen können. Deshalb sind Pulsmessgeräte sehr sinnvoll, besonders dann, wenn der Trainierende bestimmte Schwellenwerte genau ein-halten will oder muss. Die Industrie hat mittlerweile eine Fülle von Pulsmess-geräten auf den Markt gebracht. So kann man in fast allen Sportartikelge-schäften, Kaufhäusern oder Apotheken geeignete Produkte in allen Preisklas-sen finden. Sehr beliebt und gleich-zeitig präzise sind Brustgurte in Verbindung mit einer Uhr, die am Hand-gelenk getragen wird. Die Übermitt-lung der Messdaten vom Brustgurt zur Uhr geschieht drahtlos und liefert in jeder sportlichen Situation verlässliche Werte.

DIE TRAININGS-EINHEIT

Jede Aerobic-Trainingseinheit entspricht einer Präsentation. Sie hat große Ähnlichkeit mit einem Vortrag und verfügt nicht zuletzt deshalb über drei gleichgestellte Phasen:

➤ Einleitung
➤ Hauptteil
➤ Schluss

Von ihrer Gewichtigkeit her tragen alle drei Phasen gleichberechtigt zum Erfolg einer jeden Trainingseinheit bei.

> Bezüglich der Gesundheitsverträglichkeit ist auf keine der drei Phasen zu verzichten!

Da Aerobic im Vergleich zu anderen sportlichen Disziplinen noch recht jung ist, versuchen sich im Allgemeinen viele Menschen durch die Aufstellung unterschiedlichster Theorien und Praxisexperimente zu profilieren. Aus diesem Grund kann man auch unterschiedliche Auflistungen zur Struktur einer Aerobic-Stunde finden. Manche Autoren sprechen von 5, andere von 4 und ein weiterer listet nur 3 Hauptphasen einer Trainingseinheit auf.

Grundsätzlich falsch ist keine der gefundenen Angaben, nur soll hier lediglich auf eine Form eingegangen werden, um nicht zu viel Verwirrung zu stiften. Da sich der Inhalt dieses Buches hauptsächlich mit ausdauerorientiertem Aerobic-Training beschäftigt, wurde die Struktur in der Tabelle unten gewählt.

Warm-up (Einleitung)

Das Warm-up ist wie die Vorgeschichte eines jeden guten Buches. Es macht den Teilnehmer neugierig auf mehr. Neben der psychischen Einstimmung auf das Training soll die allgemeine körperliche Leistungsbereitschaft durch verschiedene aktive Maßnahmen gesteigert werden. Vorab 3 grundsätzliche Gesichtspunkte:
1. Das Warm-up dient zur Erhöhung der Körpertemperatur; die allgemeine Kör-

Struktur einer Aerobic-Trainingseinheit		
1. Phase	Aufwärmen oder Warm-up	• Mentales Warm-up • Physiologisches Warm-up
2. Phase	Hauptteil oder Cardio-Phase	• Pre-Aerobic • Steady State • Post-Aerobic
3. Phase	Abwärmen oder Cool-down	• Verringerung der Trainingsintensität • Stretching

pertemperatur wird durch aktives Aufwärmen auf 38,5–39° C gesteigert.

❚ Erst eine solche Optimaltemperatur
sichert die erforderliche Geschwindigkeit der biochemischen Stoffwechsel-
vorgänge.

❚ Die erhöhte Durchblutung sorgt für die
notwendige Sauerstoffversorgung des
Organismus und

❚ verbessert die nervale Leitungsge-
schwindigkeit (Nervenimpulsweiter-
gabe) als Voraussetzung für eine hohe
Kontraktionsgeschwindigkeit der Muskulatur. Schon die Erhöhung der Körperkerntemperatur um 2° C bewirkt eine
Beschleunigung der muskulären Kontraktionsgeschwindigkeit um 20 %!

❚ Durch die bessere Nervenimpulswei-
tergabe steigen zudem die Konzentra-
tions- und Koordinationsfähigkeit; Aufmerksamkeit und Reaktionsfähigkeit
werden intensiviert.

2. Das Warm-up dient der Verletzungsprophylaxe.

❚ Die inneren Reibungskräfte werden
reduziert; damit werden die Muskeln
ebenso wie die Bänder und Sehnen
elastischer und dehnfähiger, ihre Riss-
anfälligkeit sinkt.

❚ Die Gelenkauflageflächen werden vergrößert. Die verbesserten Stoffwech-
selprozesse sorgen für eine vermehrte
Produktion von Gelenkflüssigkeit und
somit für eine bessere »Durchsaftung«
des hyalinen Gelenkknorpels. Durch den
Wechsel von be- und entlastenden
Druckbewegungen auf die Gelenke kann

sich der Knorpel dann so mit Flüssigkeit
vollsaugen, dass die Gelenkauflage zusätzlich vergrößert wird. Durch diese
akute Knorpelhypertrophie wird der ein-
wirkende Druck auf die Gelenke auf eine
größere Auflagefläche verteilt, was zu
einer verbesserten Amortisation der Be-
lastungsspitzen führt.

3. Das Warm-up dient der Mobilisation
der kardiopulmonalen Leistungsfähigkeit.

❚ Durch das aktive Aufwärmen wird die
Leistungsfähigkeit des Herz-Kreislauf-
Systems angeregt (=Steigerung der
Herzfrequenz und Erhöhung der zirku-
lierenden Blutmenge). Normalerweise
tritt die Beschleunigung oder Vergrößerung dieser Leistungsgrößen erst mit
einer gewissen Startverzögerung nach
Trainingsbeginn ein. Bei länger dauernden Belastungen wird erst nach einer
gewissen Zeitspanne ein Zustand des
»Steady State« erreicht. Darunter versteht man das Gleichgewicht zwischen
Energieverbrauch und Energiebereitstellung. Durch diese Startverzögerung
geht der Körper anfangs eine Sauer-
stoffschuld ein, die erst am Ende der
Belastung abgetragen werden kann.
Das Aufwärmen hat nun die Aufgabe,
diesen Verzug so gering wie möglich zu
halten, das heißt die kardiopulmonalen
und hämodynamischen Leistungsgrößen schon auf ein ausreichendes
Anfangsniveau zu bringen, um die Re-
gelmechanismen genügend aufeinander einzustellen.

Mentales Warm-up

Das mentale Warm-up ist eigentlich eine Vorbereitung, die Teilnehmer und Aerobic-Instructoren für sich selbst planen müssen. Sie spielen für den Verlauf des Kurses und das persönliche Erfolgsempfinden eine wichtige Rolle.

Mentales Warm-up des Teilnehmers
➤ Genügend Zeit für das Training veranschlagen, damit eine Kursstunde nicht frühzeitig, also vor dem Cool-down, verlassen werden muss.
➤ Ausreichend Zeit für die Trainingsvorbereitungen einplanen, wie Umziehen oder Trainingsgerät bereitstellen.
➤ Trainiert der Teilnehmer alleine zu Hause, sollte er Störfaktoren wie z.B. das Telefon ausschalten.
➤ Vorbereitung eines geeigneten Getränks.
➤ Eventuell Gespräche oder Bekanntmachung mit anderen Teilnehmern.

Mentales Warm-up des Instructors
➤ Vorbereitung und mentales Durchspielen der Kursstunde.
➤ Rechtzeitiges Erscheinen im Trainingsraum, um Musikanlage und Gerätschaften einzustellen bzw. auf Funktion zu überprüfen.
➤ Begrüßung der Teilnehmer, Vorstellung bei neuen Teilnehmern.
➤ Bei Bedarf kurze Erklärung des Kursinhalts (vor allem bei Kursen, die neu eingeführt werden oder bei Workshops).

Physiologisches Warm-up

Das physiologische, also das den Körper betreffende Warm-up zählt schon zum praktischen Teil einer Trainingseinheit. Es lässt sich nochmals in 3 wichtige Teilbereiche gliedern:
1. Gelenkisolationen
2. Ganzkörperbewegungen
3. Pre-Stretch (Vordehnen)

Gelenkisolierende Bewegungen
z.B. Schulterkreisen verfolgen das Ziel, den Körper zu mobilisieren und die Gelenke langsam an die größeren Bewegungen zu gewöhnen. Sie werden im Stand und bevorzugt in geringerem Bewegungstempo ausgeführt. Der feste Stand im Raum hat den Vorteil, dass die Mobilisationsübungen ohne eventuell die Konzentration störende, komplexere Bewegungen vollzogen werden können; die Ausführung in reduzierter Bewegungsgeschwindigkeit garantiert ein korrektes Üben.

Ganzkörperbewegungen
z.B. Step touch, Side to side, o. ä. bringen den Körper kontinuierlich auf »Betriebstemperatur«. Dieser Teil des Warm-up fördert die aktuelle sportliche Leistungsfähigkeit und trägt zur Verletzungsprophylaxe bei. Die wichtigsten Zielsetzungen sind hierbei die Erhöhung der Körperkerntemperatur und die Vergrößerung der Gelenkauflageflächen durch Knorpelverdickung.

Die Dauer der Ganzkörperbewegungen ist der Umgebungstemperatur anzupassen. In Bezug auf das komplette Warm-up sollte jedoch mindestens ein Drittel der Zeit für Ganzkörperbewegungen veranschlagt werden. Wenn es wärmer ist, ist das Warm-up gewöhnlich kürzer als bei niedrigeren Temperaturen.

Auf eine gleichmäßige und tiefe Atmung soll schon jetzt großen Wert gelegt werden. Mit der Atemluft bringt man den für das Training wichtigen frischen Sauerstoff über die Lunge in den Blutkreislauf.

Pre-Stretch

Über die Notwendigkeit oder Wirksamkeit des Pre-Stretch (Vordehnen der Arbeitsmuskulatur) streiten sich die Experten. Obwohl einige Sportwissenschaftler behaupten, dass das Vordehnen der Muskulatur keine erkennbaren Vorteile auf das nachfolgende Training hat, schwören manche Aerobic-Instructoren und Trainierende auf diesen Teil des Warm-up. Laut verschiedener Umfragen verleiht das Vordehnen ein subjektiv angenehmeres Trainingsgefühl. So soll es sein! Schädlich ist es auf jeden Fall nicht, wenn folgende Kriterien eingehalten werden:

➤ Sehr behutsames und nicht zu intensives Dehnen.
➤ Kürzere Dehnungszeit als im Cooldown, maximal zwei Dehnübungen in Folge, um Puls und Körpertemperatur auf erhöhtem Niveau zu halten.

➤ Die Pre-Stretch-Übungen sollten innerhalb der Gelenkisolationen und Ganzkörperbewegungen und nicht am Ende des Warm-up ausgeführt werden, da sonst der Puls und die Körpertemperatur zu sehr absinken.
➤ Keine ruckartigen Bewegungen ausführen.

Hauptteil

Bei ausdauerorientierten Aerobic-Kursen (z. B. Step-Aerobic) besteht der Hauptteil aus einer Cardio-Phase, einer Phase, welche die Ausdauerleistungsfähigkeit der Teilnehmer verbessern soll oder speziell auf Fettverbrennung abzielt. Die Musikgeschwindigkeit und somit die Geschwindigkeit der auszuführenden Bewegungen richtet sich nach der Aerobicform, die betrieben wird (siehe Tabelle Seite 79). Primäres Ziel des Cardio-Teils ist die Verbesserung der Ausdauerleistungsfähigkeit, also der Fähigkeit des Herz-Kreislauf-Systems, widerstandsfähiger gegen Belastungen zu werden. Sekundär spielt auch die Gewichtsreduktion oder die Veränderung der Körperzusammensetzung (Muskeln, Fett, Wasser) eine Rolle. Bei kräftigungsorientierten Kursen (z. B. BBP), oder Figur-Aerobic besteht der Hauptteil aus Übungen, die spezielle Zonen oder den ganzen Körper in Bezug auf die Muskelarbeit fordern. Diesen Schwerpunkt nennt man Floorwork.

Egal, welche Motivation den Teilnehmer zum Aerobic-Sport führt – der Spaß am Training sollte immer im Vordergrund stehen!

Der Hauptteil als Cardio-Workout

Das Cardio-Workout (die Cardio-Phase) gliedert sich in 3 Belastungsstufen:
1. Pre-Aerobics
2. Steady State
3. Post-Aerobics

Die Pre-Aerobics-Stufe stellt in cardio-betonten Kursen auch einen Teil des Warm-up dar, und zwar die Stufe der Ganzkörperbewegungen. Sie ist durch einfache Bewegungsmuster im Low-Impact-Bereich gekennzeichnet. Die Intensität steigt langsam an, damit sich der Körper auf die kommende Belastung einstellen kann.

Nach dieser einleitenden Stufe streben wir einen Zustand an, der als Steady State bezeichnet wird. In dieser Stufe sollen sich der Sauerstoffverbrauch der Muskulaur mit der Sauerstoffaufnahme durch die Atmung über einen möglichst langen Zeitraum oder der angestrebten Dauer einer Aerobic-Einheit die Waage halten. Wenn in dieser Phase aufgrund mangelnder Intensitätssteuerung zu intensiv trainiert wird und der Sauerstoffbedarf des Körpers über die Atmung nicht mehr gedeckt werden kann, wird das Training anaerob, was eine übermäßige Laktatproduktion zur Folge

hätte. Durch die starke Übersäuerung der Muskulatur (z. B. an schmerzhaften Krämpfen erkennbar) müsste das Training im Extremfall abgebrochen werden. Die Post-Aerobic-Stufe ist der einleitende und deutlich verringerte Belastungsteil in Richtung Cool-down. Die Bewegungen werden kleiner und nicht mehr so kraftvoll ausgeführt, um die Herz-Kreislauf-Belastung langsam zu reduzieren.

Der Hauptteil als Floorwork

Der Begriff Floorwork ist eigentlich etwas veraltet, da es im Kräftigungsteil eines Kurses nicht immer bedeuten muss, dass alle Übungen am Boden ausgeführt werden. Nach dem Warm-up fangen die Übungen am besten im Stehen an. Erst langsam soll der Körper in eine sitzende oder kniende und schließlich in eine liegende Position gebracht werden. Die Vielzahl der möglichen Übungen lässt den Instructoren dabei genügend Spielraum. Ziel des Floorworks ist die Verbesserung der Muskelkraft und der Kraftausdauer mit einer gleichzeitigen Figurformung durch Straffung des Gewebes. Im Aerobic findet vor allem die dynamische Muskelarbeit Anwendung. Je nach Kursart werden auch Kleingeräte verwendet, die die Trainingsintensität durch den dabei erhöhten Widerstand steigern. Ob der Kräftigungsteil komplett im Stand oder in verschiedenen Ebenen stattfindet –

auf jeden Fall sollten zwischen den Übungen lockernde und entspannende Elemente eingebaut werden, um einer Überlastung oder Verspannung der Muskulatur entgegenzuwirken.

Cool-down (Schluss)

Im Cool-down unterscheiden wir ebenfalls 2 Phasen, wobei die Phase 1 eine Überleitung vom Cardio-Hauptteil zum Cool-down darstellt, aber dennoch dazu dient, den Körper auf das Ende der Trainingseinheit vorzubereiten.

Phase 1

Dieser Teil des Cool-down ist vergleichbar mit den Ganzkörperbewegungen aus dem Warm-up (siehe S. 37). Arm- und Beinbewegungen werden im Ausführungsradius wesentlich kleiner und nicht mehr so kraftvoll. Die Dynamik der Bewegungen verringert sich und die Bewegungsgeschwindigkeit wird über ein verringertes Tempo der Musik niedriger. Ziel ist es, die Herz-Kreislauf-Prozesse zu stabilisieren, die Herzfrequenz auf 120 Schläge/min oder niedriger zu senken und den Abtransport von Stoffwechselendprodukten zu fördern. Weiterhin wird durch die verringerte Trainingsintensität die Körpertemperatur schrittweise gesenkt. In dieser Phase muss darauf geachtet werden, dass der Kopf nicht unter Herzhöhe bewegt wird, um bei den Teilnehmern keine extremen Kreislaufschwankungen zu verursachen. Bei Kursen, in denen der Hauptteil durch eine Floorwork-Phase gekennzeichnet ist, wird auf Phase 1 des Cool-down fast ausnahmslos verzichtet.

Phase 2

Diese Phase besteht aus verschiedenen Übungen zum Dehnen der hauptsächlich beanspruchten Muskulatur (Stretching) sowie aus allgemein entspannenden Übungen. Durch Stretching wird die Muskulatur auf ihren Ursprungstonus zurückgebracht. Somit erhalten oder verbessern wir sogar unsere allgemeine Beweglichkeit und Flexibilität der Muskeln. Das Muskelgewebe wird durch die spannungslösenden Dehnübungen besser durchblutet, was zur Folge hat, dass das Gewebe vermehrt mit Sauerstoff versorgt wird und Stoffwechselendprodukte besser abtransportiert werden können. In diesem Teil des Cool-down soll die Körpertemperatur möglichst auf das Ausgangsniveau gesenkt werden. Zum Thema Stretching empfielt es sich, weiterführende Fachliteratur zu studieren.

Neben diesen physiologischen Zielen trägt das Cool-down auch wesentlich zur geistigen Entspannung bei. Die vermehrte Hormonausschüttung bei Belastung – unter anderem Adrenalin und Noradrenalin – wird vermindert.

Zusammensetzung der verschiedenen Phasen

Für die Zusammenstellung der beschriebenen Phasen existiert kein einheitliches Schema. Alle vorweg beschriebenen Phasen einer Aerobic-Trainingseinheit können ihrer Gewichtung nach je nach Kurs, Trainingsziel, Leistungsstufe oder Haupttrainingsinhalt auf unterschiedliche Weise zusammengestellt werden. Jeder Kurs sollte jedoch unbedingt ein allgemeines und ein spezifisches, dem Hauptteil ausgerichtetes Warm-up enthalten. Der Hauptteil kann aus 1 oder 2 Belastungsphasen bestehen, also entweder nur einem Cardio-Teil oder Floorwork, aber auch aus beiden Phasen, die dann nacheinander oder im Intervall stattfinden. Das Cool-down findet sich in jeder Kursart wieder. Entsprechend des Kurses und der Leistungsstufe kann die Zusammenstellung der Phasen folgendermaßen ablaufen:

Beispiel 1: Hauptteil mit 1 Belastungsphase, Cardio-Training

Phase	Dauer
Warm-up • Allgemeines Warm-up • Spezifisches Warm-up	10–15 Min.
Hauptteil: Cardio-Phase (Belastungsphase 1) • Pre-Aerobics • Steady State • Post-Aerobics	25–40 Min.
Cool-down • Phase 1 • Phase 2	10–15 Min.

Beispiel 2: Hauptteil mit 1 Belastungsphase Floorwork (Kräftigungsgymnastik)

Phase	Dauer
Warm-up • Allgemeines Warm-up • Spezifisches Warm-up	15 Min.
Hauptteil: Floorwork (Belastungsphase 1)	20–35 Min.
Cool-down • Phase 2	10 Min.

Beispiel 3: Hauptteil mit 2 Belastungsphasen, Cardio-Training + Floorwork

Phase	Dauer
Warm-up • Allgemeines Warm-up • Spezifisches Warm-up	10–15 Min.
Hauptteil 1: Cardio-Phase (Belastungsphase 1) • Pre-Aerobics • Steady State	15–20 Min.
Regeneration • Post-Aerobics • Lockerungsübungen	5–10 Min.
Hauptteil 2: Floorwork (Belastungsphase 2)	10–15 Min.
Cool-down • Phase 2	5–10 Min.

Beispiel 4: Hauptteil mit wechselnder Belastung, Intervalltraining

Phase	Dauer
Warm-up • Allgemeines Warm-up • Spezifisches Warm-up	10–15 Min.
Hauptteil: Intervalltraining (mehrere Belastungs- und aktive Erholungsphasen)	20–30 Min.
Regeneration • Post-Aerobics • Lockerungsübungen	5–10 Min.
Cool-down • Phase 1 • Phase 2	10–15 Min.

ELEMENTE UND BESTANDTEILE DES AEROBIC-SPORTS

Zu einer Aerobic-Stunde gehören ein engagierter Trainer, etliche motivierte Teilnehmer, ein geeigneter Raum, passende Musik und gute Laune. Doch das alles nützt nichts, wenn keine Inhalte vermittelt werden. Vom Musikhören allein wird niemand körperlich fit. Wir müssen uns gezielt dazu bewegen. Welche Möglichkeiten haben wir dabei?

Ob als Teilnehmer oder professioneller Instructor, das Motto lautet: »Learning by doing!« Bei der Begriffswahl in englischer Sprache sei daran erinnert, dass der Aerobic-Sport aus Amerika nach Europa gekommen ist und deshalb auch in Deutschland als Fachsprache das amerikanische Englisch gilt. Diese Einheitssprache ermöglicht nicht nur Instructoren, sondern auch allen Aerobic-Sportlern den Austausch auf internationaler Ebene. Der »Step-Touch« wird demzufolge nicht nur vom Instructor in Ihrem heimischen Fitness-Club so genannt, sondern auch von jedem anderen Trainer ob in Sao Paulo oder Kapstadt. Diese Einheitssprache lässt den Aerobic-Sport auf der ganzen Welt zusammenwachsen.

Grundschritte und Armbewegungen

Diesem Kapitel über die Theorie gerecht zu werden ist kein leichtes Unterfangen. Deshalb konzentrieren wir uns nur auf die Basic moves (Grundschritte) und gehen davon aus, dass folgende Beschreibungen und Hinweise zur Bewegungsausführung in Verbindung mit den passenden Bildern und Skizzen genügend hilfreiche Informationen vermitteln, um das Erlernte auf komplexere Bewegungsfolgen übertragen zu können. Zum besseren Verständnis geht eine Beschreibung einiger grundsätzlicher Bewegungsbegriffe voraus.

Grundbegriffe der Bewegung

Ebenen und Achsen
Wie in der Abbildung links zu erkennen ist, werden dem Körper verschiedene

Lage der anatomischen Ebenen und Achsen

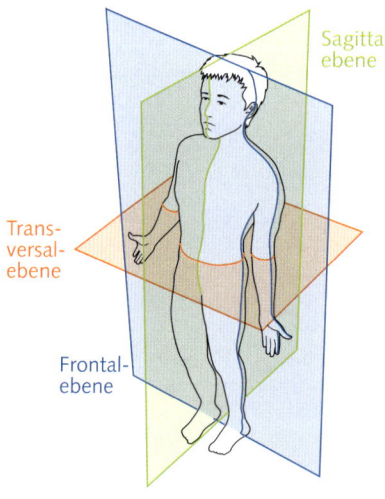

Sagittalebene

Transversalebene

Frontalebene

Ebenen und Achsen zugeordnet, die bei manchen Bewegungsbeschreibungen Anwendung finden.

Bewegungsbezeichnungen

Abduktion	Abspreizung
Adduktion	Heranführung
Anteversion	Vorführung
Retroversion	Rückführung
Extension	Streckung
Flexion	Beugung
Pronation	Einwärtsdrehung
Supination	Auswärtsdrehung

Grundstellung

In der Grundstellung sind die Beine leicht geöffnet, die Kniegelenke nicht ganz durchgestreckt. Der Oberkörper ist aufrecht und der Rücken wird gerade gehalten. Die Arme befinden sich seitlich am Körper, die Schultern fallen locker nach unten.

Spielbein

Das Spielbein ist immer das Bein, mit dem eine bestimmte Bewegung (z. B. Kick, Lift) ausgeführt wird. Das Spielbein kann nicht gleichzeitig Standbein sein, aber kurz nach einer ausgeführten Bewegung dazu werden.

Standbein

Das Standbein ist immer jenes Bein, das Kontakt zum Boden hat. Meistens ist das Standbein mit dem Gewicht des Körpers belastet, während das Spielbein eine Bewegung ausführt. Das Standbein

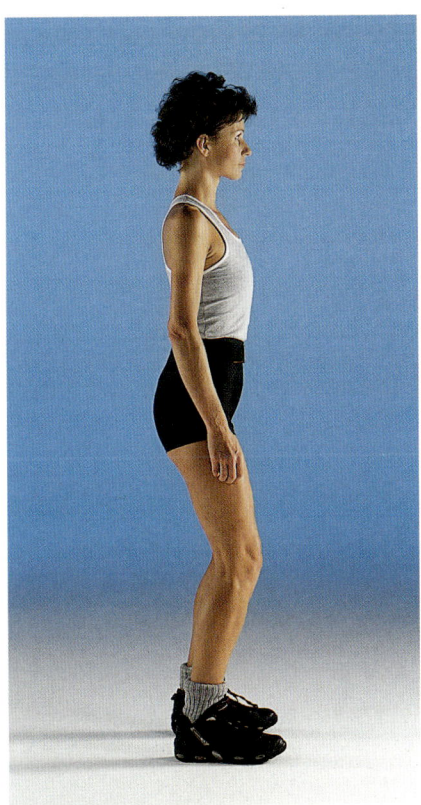

Grund-
stellung

kann nicht gleichzeitig Spielbein sein, aber kurz nach einer Standposition dazu werden.

Schulterbreit

Schulterbreite Halte- oder Standpositionen nehmen immer Bezug zu dem Maß, wie weit die Schultern des Aerobic-Sportlers anatomisch auseinander liegen. Man kann z. B. die Arme oder Beine schulterbreit positionieren (Abb. 1+2, S. 44).

Schulter-
breite
Stellung:
Arme
(Abb. 1),
Beine
(Abb. 2)

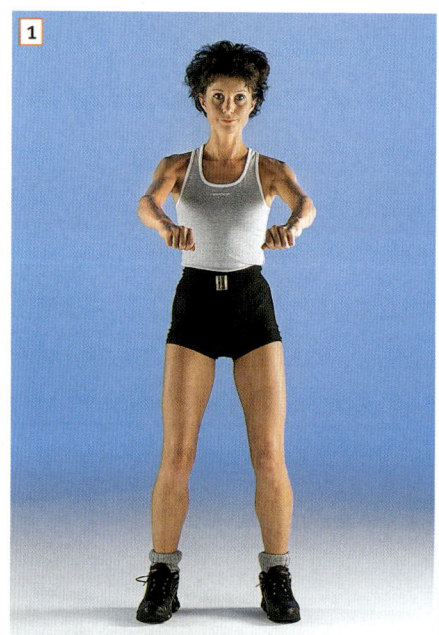

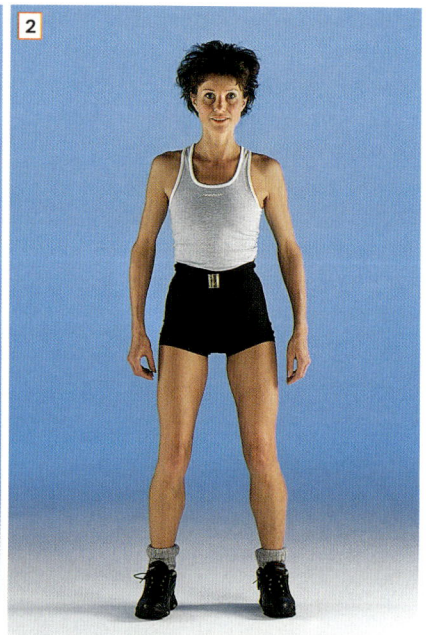

Hüftbreit

Wie bei »Schulterbreit«, nur Bezug neh-
mend auf die anatomische Breite der
Hüftknochen (ohne Abb.).

Kniegelenke hinter den Fußspitzen

Dieser Ausdruck wird vor allem bei Bewegungen, die durch Beugung der Kniegelenke gekennzeichnet sind, verwendet. Die Kniegelenke befinden sich vertikal betrachtet hinter den Fußspitzen.
Kontrollierbar ist diese Position am besten von der Seite im Spiegel (deshalb
sollten die Teilnehmer vom Instructor
z.B. bei Kniebeugen immer dazu aufge-
fordert werden, sich seitlich zum Spiegel

Kniebeuge:
Kniegelenke
hinter den
Fußspitzen

zu stellen!). Ist kein Spiegel zur Verfügung oder ist die Sicht dorthin durch andere Übende oder durch eine Säule verdeckt, kann man die richtige Stellung auch von oben herab kontrollieren. In der richtigen Position müssen die Füße deutlich sichtbar sein und nicht von den Knien verdeckt werden (Abb. 3, S. 44).

Kniegelenke leicht gebeugt

In dieser Position sind die Kniegelenke nicht vollkommen durchgestreckt, sondern leicht gebeugt.

Verlagert sich dieser Schwerpunkt, muss er durch Gegenbewegungen oder Muskeltätigkeit ausgeglichen oder gestützt werden, damit wir nicht aus dem Gleichgewicht kommen.

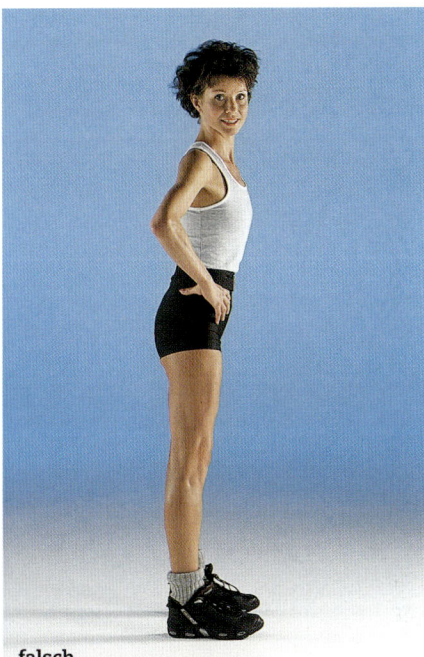

Kniegelenke sollten immer leicht gebeugt sein

falsch

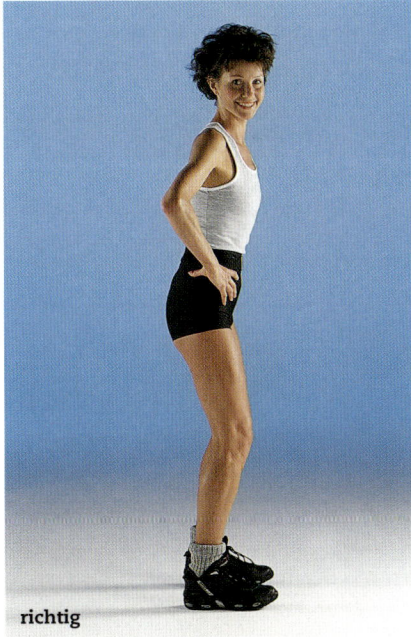

richtig

Körpergewicht, Körperschwerpunkt

Wie jeder beliebige Gegenstand hat auch der Körper einen Schwerpunkt.

Rücken gerade und aufrecht

»Rücken gerade halten«, ist wohl die am meisten verwendete Aufforderung der Trainer an die Kursteilnehmer. Wenn wir den Rücken »gerade halten« sollen, bezieht sich dies ausschließlich auf unsere Wirbelsäule, die dabei in ihrer physiologisch natürlichen Krümmung gehalten werden soll. »Aufrecht« bezieht sich auf die vertikale Stellung.

Rücken gerade und vorgebeugt

Den geraden Rücken (auf die Wirbelsäule bezogen) können wir auch nach vorne neigen oder beugen. Bei der Übung »Kniebeuge« müssen wir z. B. durch die Verlagerung des Körperschwerpunkts nach vorne das Gesäß nach hinten schieben, um nicht nach vorne überzukippen (Abb. 1).

Oberkörper nach vorne gerollt (rechts)

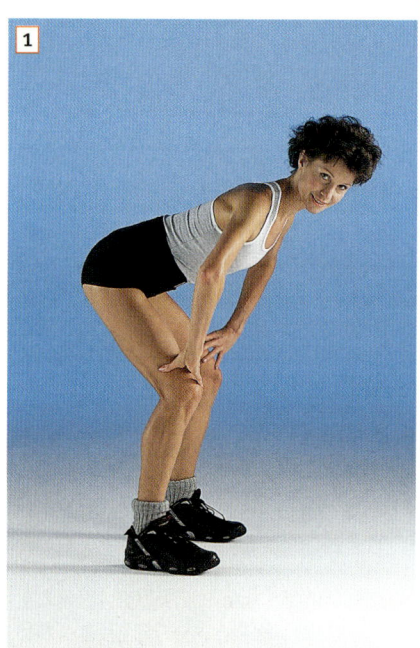

Vorbeugen mit geradem Rücken

Oberkörper aufrecht

Dieser Begriff wird oft fälschlicherweise als Synonym zum Begriff »Rücken gerade« verwendet. Den Oberkörper kann man aber auch aufrecht halten, wenn der Rücken rund oder krumm gemacht wird.

Oberkörper nach vorne gerollt

Wenn der Oberkörper nach vorne gerollt wird, macht sich automatisch der Rücken rund. Wir rollen praktisch Wirbel für Wirbel nach vorne ab. Die umgekehrte Bewegung nennt man »aufrollen« (Abb. 2).

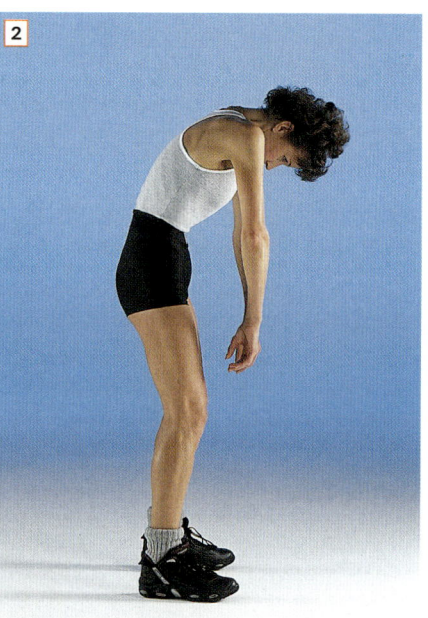

Becken kippen, Becken aufrichten

Die Beckenkippe ist eine sehr wichtige Isolations- und Mobilisationsübung in verschiedenen Gesundheitskursen. Die Bewegung im aufrechten Stand geschieht in gleicher Abfolge wie in kniender oder liegender Position. Vor allem Einsteiger, die noch über ein untrainiertes Körpergefühl verfügen, haben in der

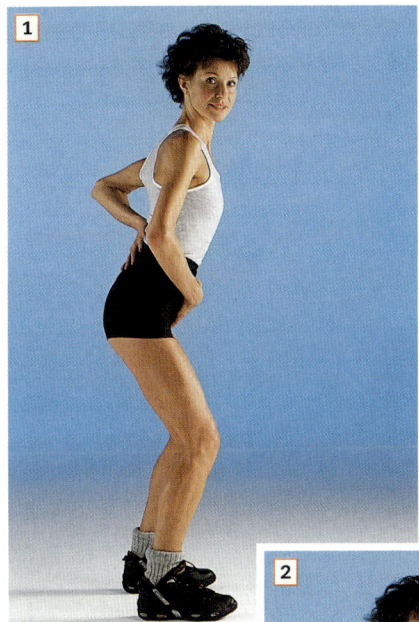

Beim Üben im Stand gibt es eine durchaus sinnvolle Lernhilfe:
»Stellen Sie sich vor, Ihr Bauchnabel ist die Öffnung einer Gießkanne. Wenn Sie das Becken kippen, fließt Wasser aus der Öffnung, richten Sie es auf, fließt das Wasser zurück in den Kannenbauch.«

Beckenkippen (Abb. 1), Becken aufrichten (Abb. 2)

Grundschritte

Fast alle Grundschritte haben eine Low-Impact- und eine High-Impact-Variante. Durch die Sprungbewegungen bedeutet High-Impact normalerweise immer eine höhere Trainingsintensität. Werden jedoch Low-Impact-Schritte sehr ausladend, also mit großem Bewegungsradius und verstärktem Krafteinsatz, und High-Impact-Schritte eher klein und locker ausgeführt, so kann sich die Intensität dieser beiden Varianten umkehren. Jedem Aerobic-Sportler bleibt es also selbst überlassen, mit welchem Engagement er die Bewegungen und Bewegungsfolgen ausführt. Er kann seine Trainingsintensität selbst steuern, sollte jedoch vom Trainer immer beobachtet und, wenn erforderlich, korrigiert werden.

Praxis mit dieser Bewegung erhebliche Schwierigkeiten. Wenn man bedenkt, dass die richtige Wirbelsäulenstellung, ob im Stehen oder Liegen, mit der richtigen Position des Beckens beginnt, muss man feststellen, dass gerade für diese Übung in den seltensten Fällen genügend Zeit aufgewendet wird (Abb. 1+2).

Marching
(Abb. 1+2)

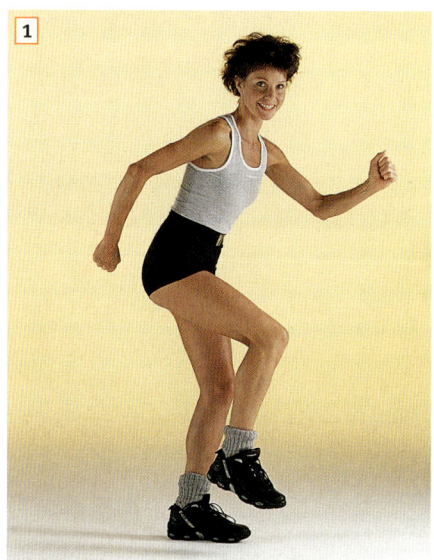

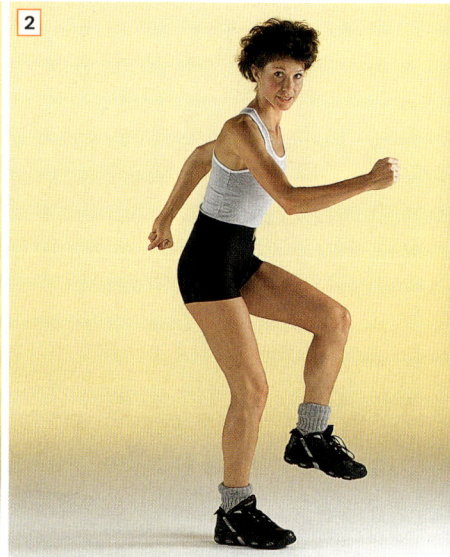

Marching

Marching bedeutet Marschieren auf der Stelle (Abb. 1+2). Bei der Variation Out-In öffnen und schließen sich die Füße (Abb. 3–7).

Technik Marching:
- Länge 2 Beats.
- Der Oberkörper bleibt aufrecht, die Arme schwingen mit.
- Die Kniegelenke bleiben immer leicht gebeugt und die Füße werden vom Ballen bis zur Ferse abgerollt.

Technik Out-In:
- Länge 4 Beats.
- Count 1+2 Beine öffnen, Count 3+4 Beine schließen.
- Die Füße leicht nach außen gedreht.

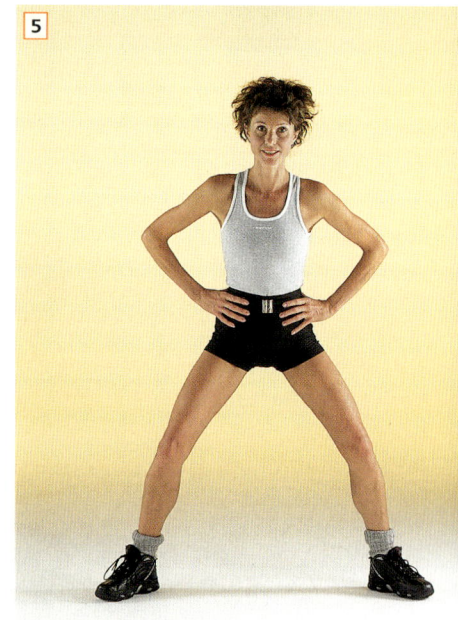

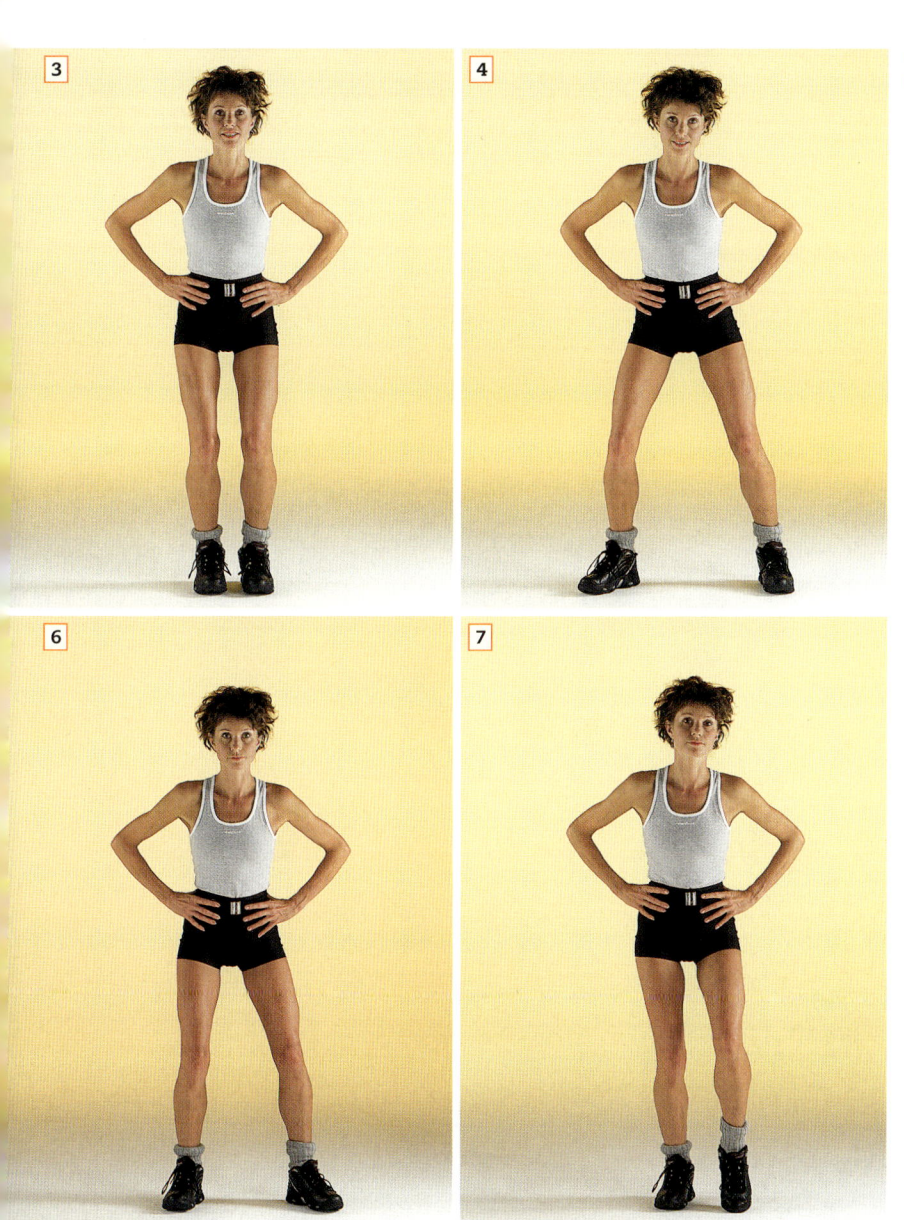

3

4

6

7

Out-In
(Abb. 3–7)

Walking

So nennt man das Marschieren in verschiedene Richtungen, also vorwärts, rückwärts, diagonal oder im Kreis (ohne Abb.).

Technik Walking:
● Länge 2 Beats (oder mehr, je nach Dauer des Walking).
● Wie beim Marching.
● Weiches Abrollen der Füße von der Ferse bis zum Ballen.
● Bei Walking rückwärts rollt der Fuß vom Ballen zur Ferse ab.

Running

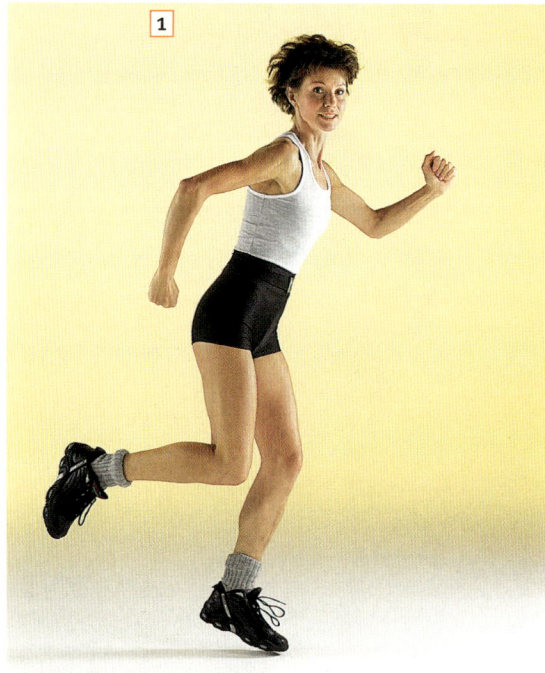

Jogging, Runnning

Jogging oder Jog ist im Aerobic-Sport die Bezeichnung für Laufen am Platz und stellt die High-Impact-Variante von Marching dar. Running oder Run ist die High-Impact-Variante von Walking (Abb. 1+2).

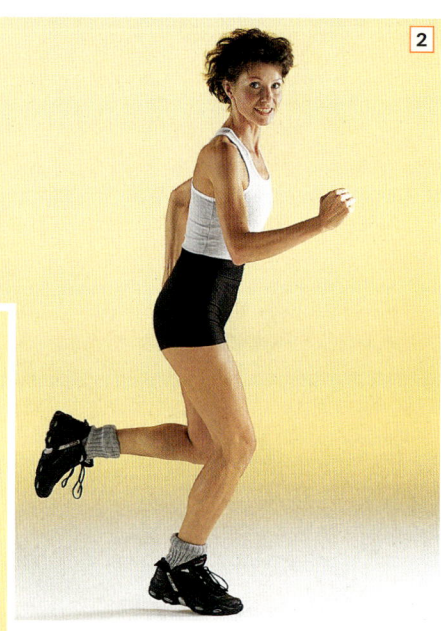

Technik Jogging, Running:
● Wie beim Walking oder Marching, nur gesprungen.

V-Step

Beim V-Step oder V-Schritt beschreiben die Füße ein großes V auf dem Boden. Dabei werden die ersten beiden Schritte nach vorne und weiter auseinander gesetzt, die letzten beiden führen zur Ausgangsposition zurück (Abb. 1–5, S. 51).

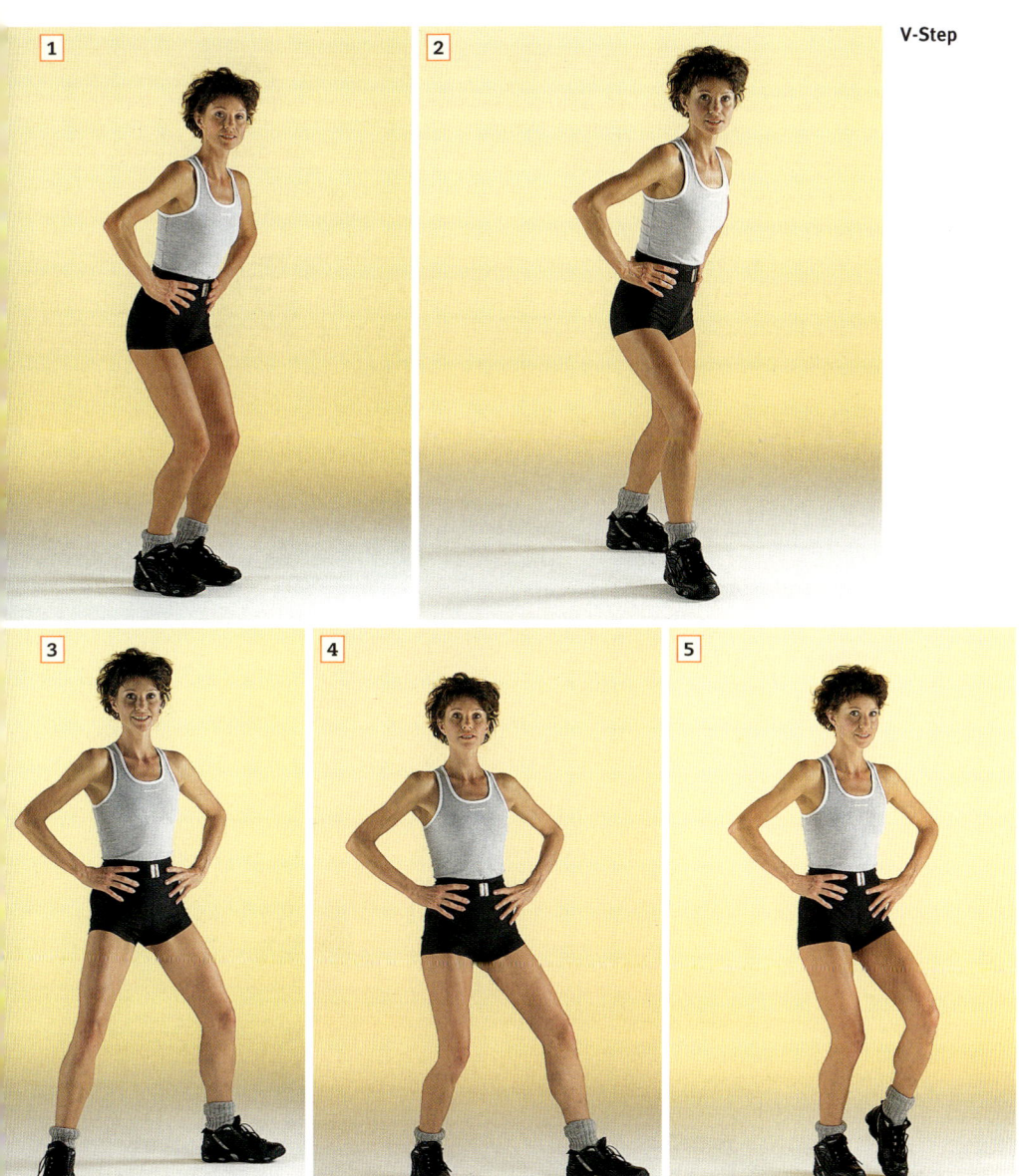

V-Step

Technik V-Step:
- Länge 4 Beats.
- Bei den ersten beiden Schritten setzen die Fersen zuerst auf dem Boden auf und werden bis zu den Ballen abgerollt, die Knie dabei leicht nach außen drehen.
- Die Knie bleiben leicht gebeugt, je tiefer sie gebeugt werden, desto belastender und anstrengender wird der Schritt.
- Beim Zurücksetzen zur Mitte werden die Füße vom Ballen zur Ferse abgerollt.

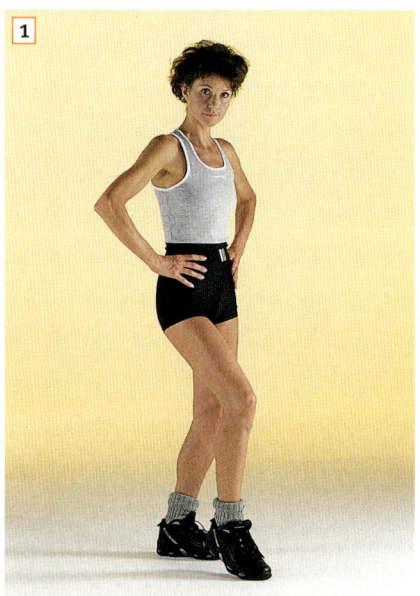

A-Step

Hierbei beschreiben die Füße ein großes A auf dem Boden. Die ersten beiden Schritte werden nach hinten und weiter auseinander gesetzt, die letzten beiden führen zur Ausgangsposition zurück.

**Toe-Tap (Abb. 1)
Heel-Dig (Abb. 2)**

Technik A-Step:
- Länge 4 Beats.
- Bei den ersten beiden Schritten setzt der Ballen zuerst auf, die Knie werden leicht nach außen gedreht.
- Die Knie bleiben leicht gebeugt.
- Beim Zurücksetzen zur Ausgangsposition rollen die Füße von der Ferse zum Ballen ab (ohne Abb.).

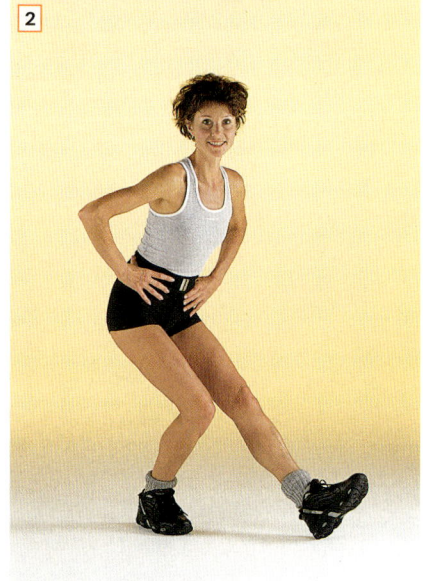

Toe-Tap / Heel-Dig

Beim Toe-Tap tippt die Fußspitze ohne Verlagerung des Körpergewichts nach vorne, hinten oder in diagonale Richtung auf den Boden. Beim Heel-Dig ist es die Ferse, die den Boden antippt, wobei dies nur vorwärts oder diagonal möglich ist (Abb. 1+2).

Technik Toe-Tap / Heel-Dig:

- Länge 2 Beats.
- Der Oberkörper bleibt aufrecht.
- Das Kniegelenk des Standbeins steht ruhig und ist beim Toe-Tap leicht, beim Heel-Dig stark gebeugt.

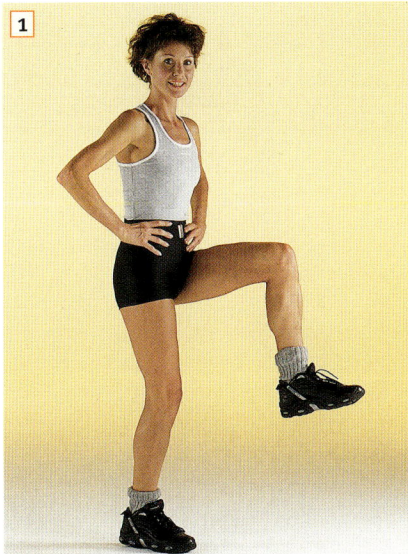

Knee-Lift

Beim Knee-Lift wird ein Knie bei gebeugtem Bein nach vorne angehoben, bis es sich auf Hüfthöhe befindet (Abb. 1).

Technik Knee-Lift:

- Länge 2 Beats.
- Das Standbein bleibt leicht gebeugt.
- Um zu große Oberkörperbewegungen oder ein Ausweichen der Wirbelsäule zu vermeiden, wird das Knie nur hüfthoch angehoben.

Leg-Curl

Beim Leg-Curl, auch Hamstring-Curl genannt, beugt sich das Kniegelenk des Spielbeins. Dabei wird die Ferse in Richtung Gesäß bewegt. Der Unterschenkel wird ungefähr bis zur Waagrechten angehoben (Abb. 2).

Technik Leg-Curl:

- Länge 2 Beats.
- Das Kniegelenk des Standbeins ist leicht gebeugt und federt nicht nach.
- Die Ferse des Standbeins bleibt auf dem Boden.
- Der Oberkörper verlagert sich leicht auf die Gegenseite.

Knee-Lift

Leg-Curl

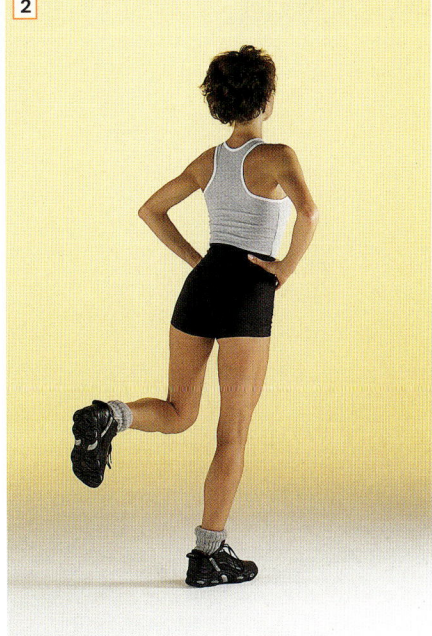

Step-Touch

Step-Touch

Wie beim Toe-Tap wird auch hier ein Bein zur Seite ausgestellt, wobei sich zusätzlich das Körpergewicht über das ausgestellte Bein auf die andere Seite verlagert. Nun wird das andere Bein

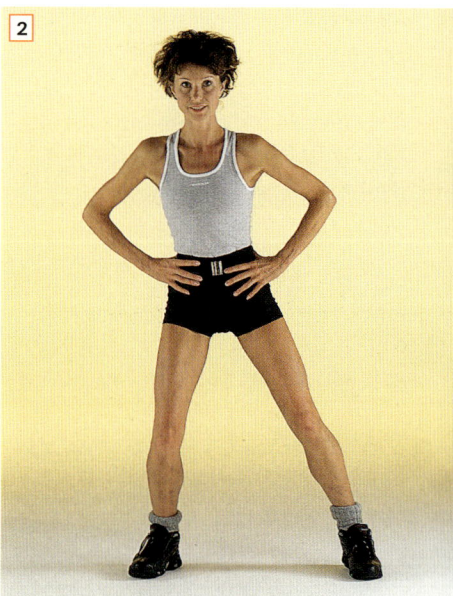

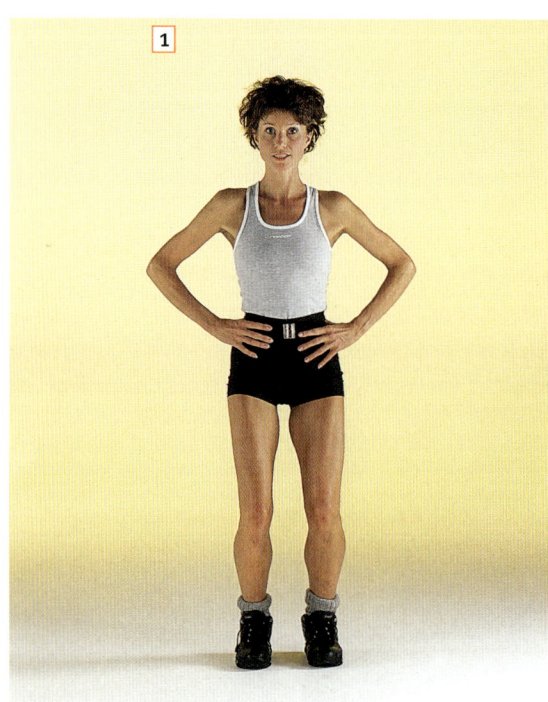

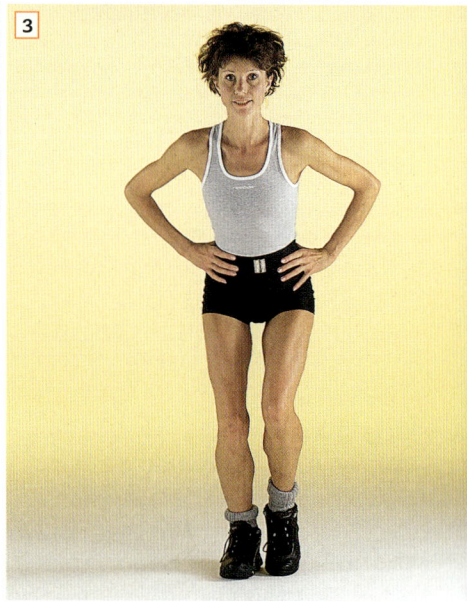

herangezogen und der Fuß setzt neben dem Standbein auf dem Boden auf. Die High-Impact-Version nennt man Spring-Touch, wobei mit dem ersten Bein ein kleiner Sprung zur Seite ausgeführt wird. Führt man 2 Step-Touches in dieselbe Richtung aus, so nennt man dies Double-Step-Touch (Abb. 1–3).

Technik Step-Touch:
- Länge 2 Beats (Double-Step-Touch 4 Beats).
- Die Kniegelenke federn nicht nach.
- Die Kniegelenke bleiben hinter den Fußspitzen.

Side-to-Side

Beim Side-to-Side oder Plié-Touch verlagert sich das Gewicht aus der etwas breiteren Grundposition mit weiter geöffneten Beinen heraus. Dabei wird das Standbein etwas mehr belastet. Die Fußspitze des Spielbeins tippt ohne Gewichtsbelastung auf den Boden (Abb. 1+2).

Technik Side-to-Side:
- Länge zu einer Seite 2 Beats.
- Das Kniegelenk des Standbeins bleibt leicht gebeugt und federt nicht nach.
- Zehenspitze und Ferse des Standbeins werden gleichmäßig belastet, der ganze Fuß setzt auf.
- Becken und Oberkörper werden nicht verdreht, sie bleiben frontal gehalten.
- In der Regel werden mehrere Side-to-Sides hintereinander wiederholt; beim Wechsel zur jeweils anderen Seite können die Kniegelenke, ähnlich wie beim Squat, etwas mehr gebeugt werden.

Side-to-Side

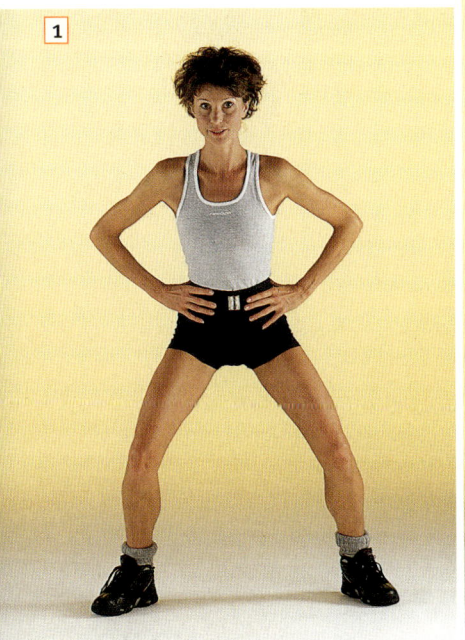

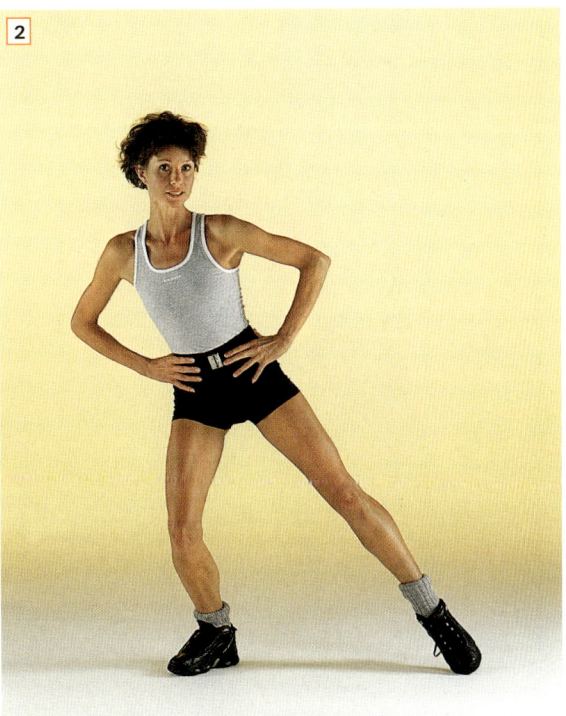

Lunge

Lunges (Ausfallschritte) können parallel nach hinten, diagonal nach hinten oder zur Seite erfolgen. Zum Erlernen soll hier nur die Variante »nach hinten« erklärt werden:

Aus dem Stand mit leicht gebeugten Kniegelenken wird das Spielbein gestreckt nach hinten geführt, wobei der Ballen den Boden berührt. Der Körperschwerpunkt wird nach hinten vom Standbein weg in Richtung Spielbein verlagert. Der Oberkörper gleicht diese Bewegung mit einer leichten Vorwärtsverlagerung aus.

Technik Lunge:

- Länge 2 Beats.
- Die Ferse des ausfallenden Spielbeins bleibt in der Luft.
- Das Kniegelenk des Standbeins bleibt hinter der Fußspitze.
- Oberkörper nicht nach hinten beugen.

Grapevine

Der erste Schritt erfolgt mit dem Spielbein zur Seite, das freie Bein kreuzt dahinter, wobei das Körpergewicht auf dieses verlagert wird. Die beiden nächsten Schritte sind mit dem Step-Touch identisch (Abb. 1–4).

Lunge

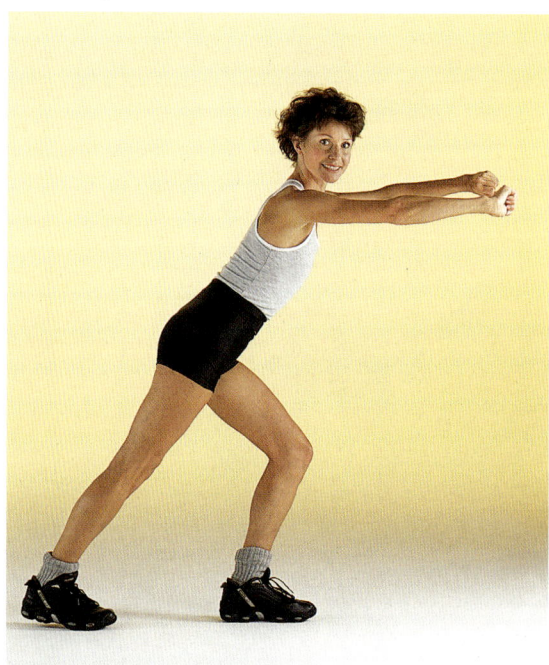

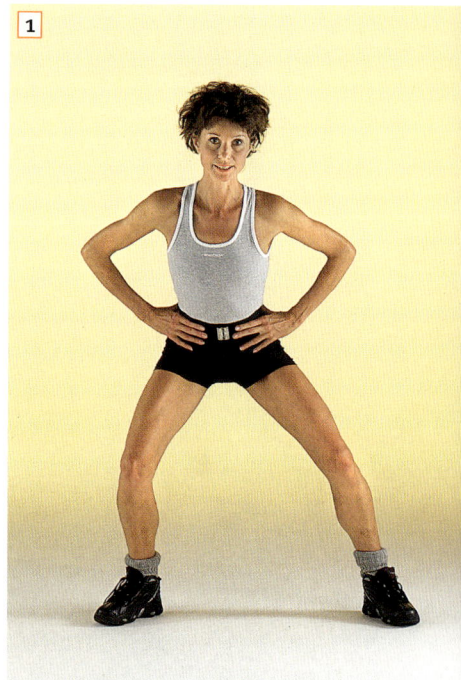

1

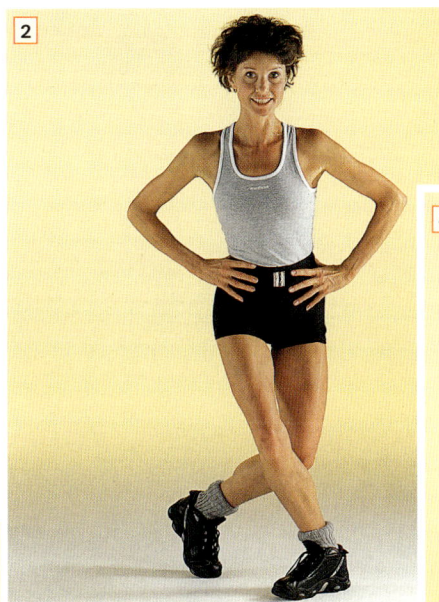

Grapevine

Technik Grapevine:
- Länge 4 Beats.
- Der erste seitliche Schritt wird mit der Ferse aufgesetzt.

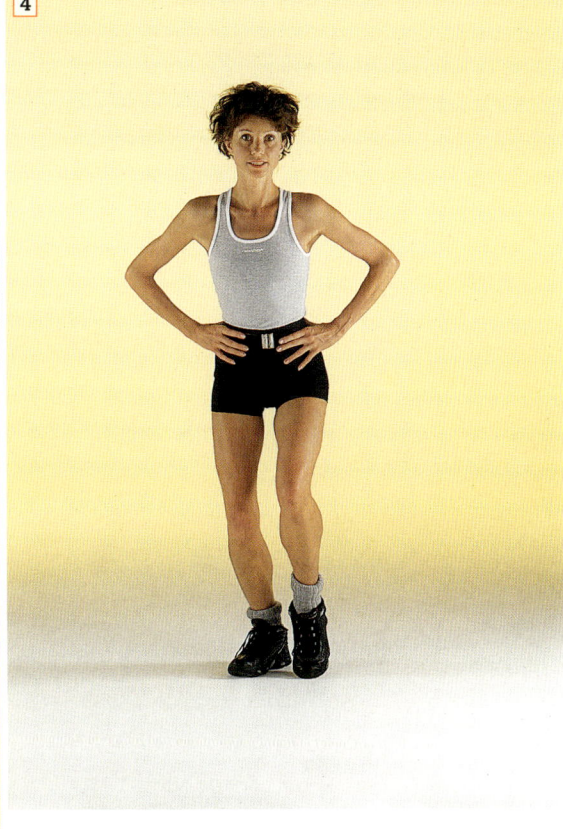

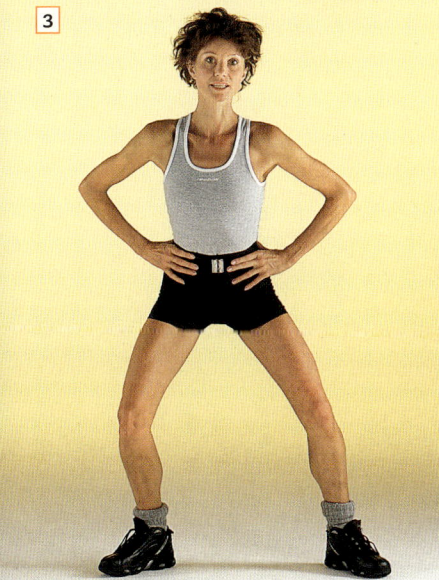

- Oberkörper und Becken bleiben möglichst frontal ausgerichtet.
- Der Oberkörper bleibt aufrecht.
- Die Kniegelenke beider Beine bleiben leicht gebeugt.

Mambo

Den Mambo kann man als eine Variation des einfachen Marching verstehen, bei der ein Bein am Platz bleibt, während das andere mal etwas vor und das andere mal etwas hinter dem Körper aufgesetzt wird (Abb. 1–4).

Technik Mambo:
- Länge 4 Beats.
- Grund- und Abrollbewegung wie Marching.
- Der Oberkörper bleibt aufrecht.
- Die Kniegelenke bleiben leicht gebeugt.

Mambo

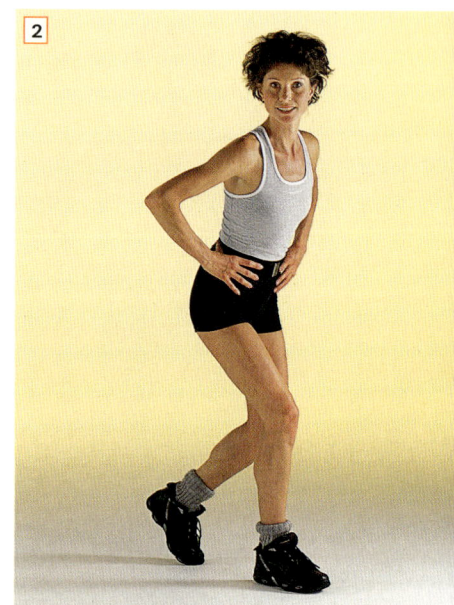

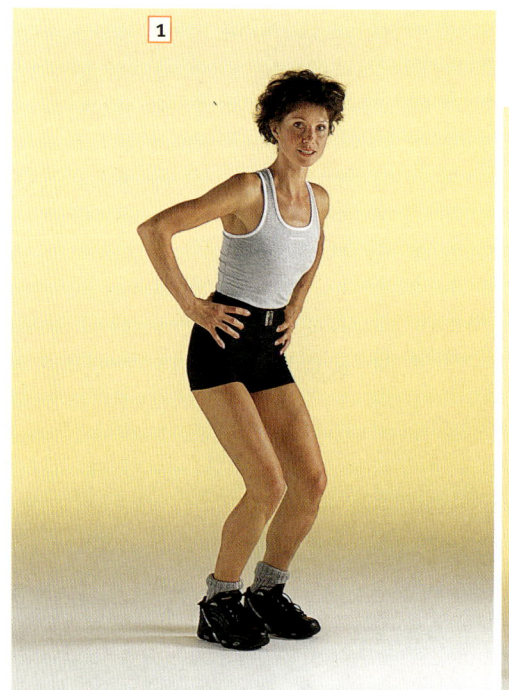

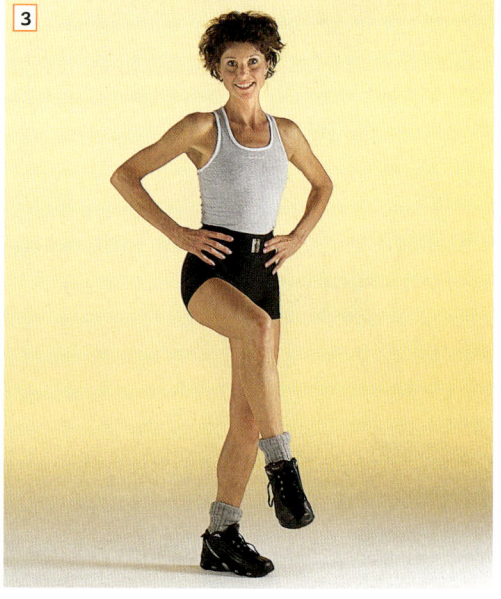

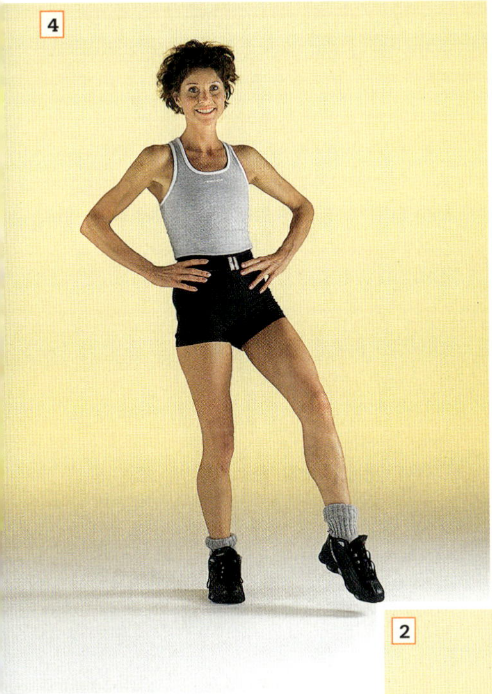

4

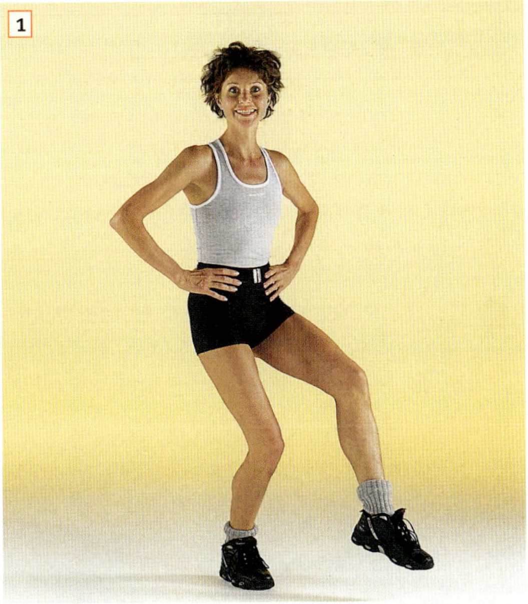

1

2

Low-Kick

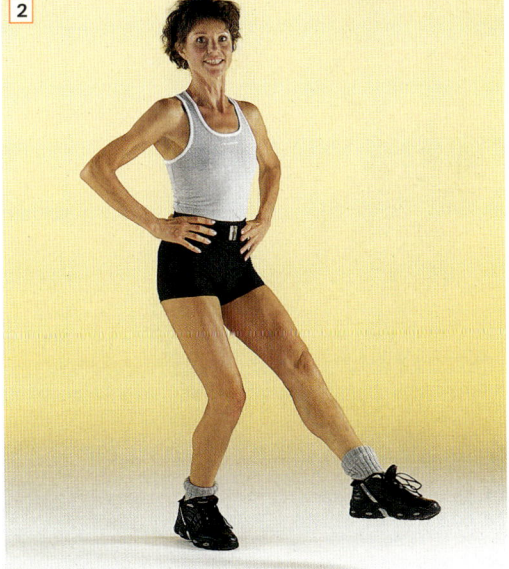

Low-Kick

Beim Low-Kick wird das Spielbein gebeugt nach vorne geführt wie beim Knee-Lift. Das Knie wird jedoch nicht ganz so weit gehoben und zusätzlich in der höchsten Position gestreckt und wieder zurück zum Standbein geführt. In der High-Impact-Variante können kleine Hüpfer mit eingebaut werden. Das »kickende« Spielbein kann auch seitlich, diagonal oder nach hinten geführt werden (Abb. 1+2).

Technik Low-Kick:
- Länge 2 Beats.
- Das Standbein bleibt leicht gebeugt.
- Das kickende Bein nicht ganz durchschlagen, sondern kurz vor der vollkommenen Streckung aktiv abbremsen.
- Der Oberkörper bleibt aufrecht.

Leg-Lift

Der Leg-Lift wird wie der Low-Kick ausgeführt. Das Spielbein wird beim Anheben nicht gebeugt, sondern unmittelbar gerade nach vorne geführt. Das Spielbein kann auch zur Seite (Side-Lift oder Side-Leg-Lift) gehoben werden. Wird beim Leg-Lift das Spielbein höher als das Kniegelenk des Standbeins gebracht, nennt man diesen Schritt High-Leg-Lift. Alle Lifts können in der High-Impact-Variante mit kleinen Hüpfern ausgeführt werden.

Technik Leg-Lift:
- Länge 2 Beats.
- Das Standbein bleibt im Kniegelenk leicht gebeugt.
- Der Oberkörper bleibt aufrecht.
- Das Spielbein wird ganz gestreckt.
- Beim High-Leg-Lift das Bein nur so weit nach vorne heben, wie es die Beweglichkeit zulässt, damit der Oberkörper nicht nach vorne gerollt werden muss.

Pivot-Turn

Der rechte Fuß wird nach vorne aufgesetzt, das Körpergewicht verlagert sich auf beide Beine. Anschließend wird auf beiden Fußballen eine halbe Drehung nach links ausgeführt. Aus dieser Position heraus wird nochmals der rechte Fuß nach vorne aufgesetzt und eine halbe Drehung nach links ausgeführt. Der linke Fuß bleibt also auf der Stelle, der Körper dreht sich um diesen. Der Pivot-Turn kann auch mit dem linken Fuß beginnend ausgeführt werden, wobei dann der rechte Fuß auf der Stelle stehen bleibt (Abb. 1–4, S. 61).

Leg-Lift

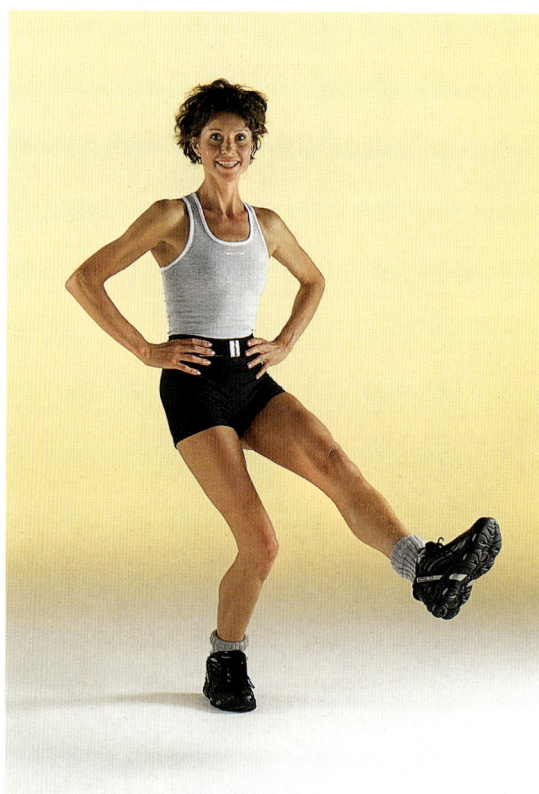

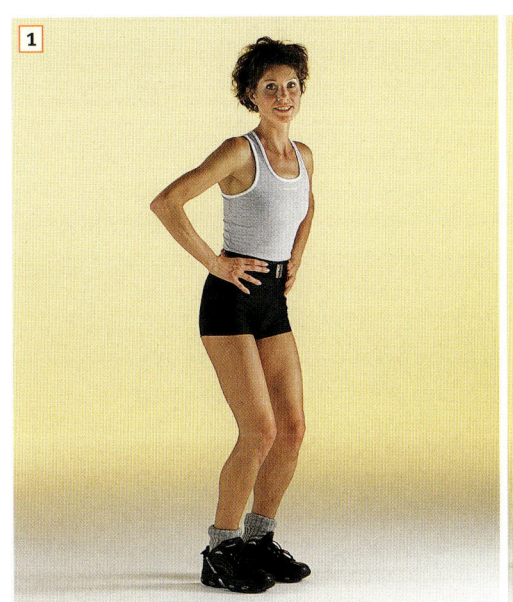

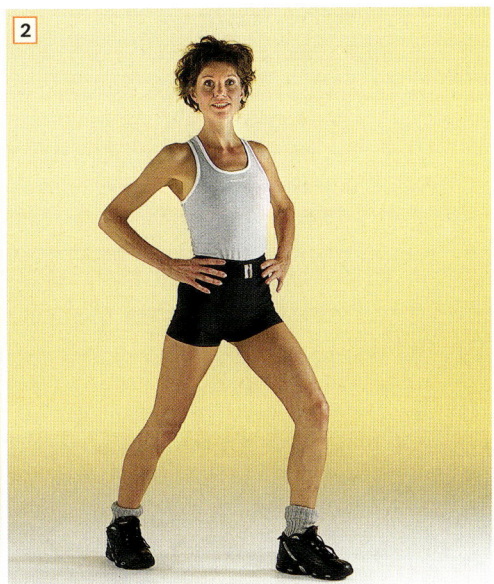

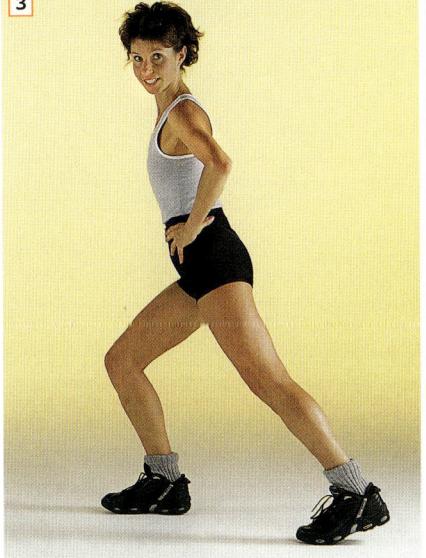

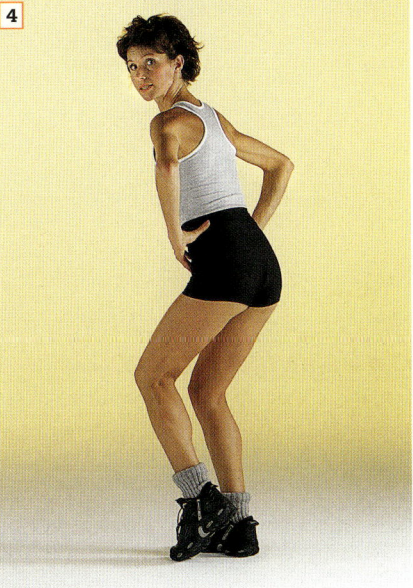

Pivot-Turn

Technik Pivot-Turn:
- Länge 4 Beats.
- Beim ersten Schritt wird der Fuß von der Ferse zum Ballen abgerollt.
- Die Drehung erfolgt erst nach dem Aufsetzen des Spielbeins.
- Die Drehung erfolgt auf den Fußballen, um ein Verdrehen der Kniegelenke zu vermeiden.
- Der Oberkörper bleibt aufrecht.

Jumping-Jack

Beim Jumping-Jack (Hampelmann) werden beide Beine mit einem Sprung geöffnet und etwa schulterbreit auf dem Boden abgesetzt. Durch einen zweiten Sprung werden die Beine wieder geschlossen, so dass die Füße parallel nebeneinander stehen (Abb. 1–3).

Technik Jumping-Jack:
- Länge 2 Beats.
- Knie und Füße werden beim Öffnen leicht nach außen gedreht.
- Beim Öffnen und Schließen werden die Füße vom Ballen zur Ferse abgerollt.
- Die Stoßbelastungen durch die Sprünge werden durch Nachfedern in den Knien abgefangen.
- Die Kniegelenke bleiben beim Abfedern hinter den Fußspitzen.

Jumping-Jack

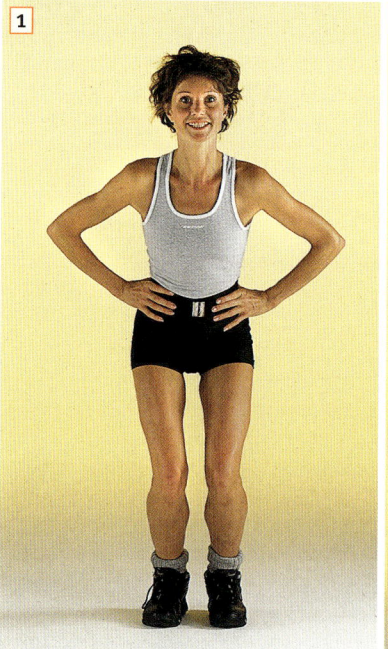

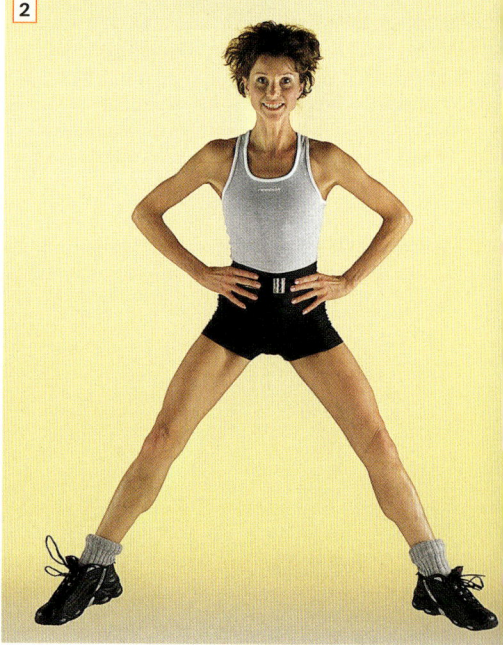

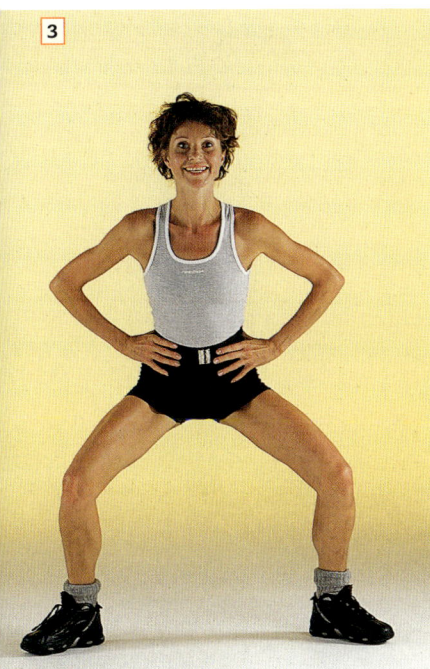

3

Technik Squat:

- Länge 2 Beats.
- Füße und Beine bleiben parallel, bei weiterer Öffnung drehen sich die Kniegelenke und Füße leicht nach außen, dabei ist unbedingt darauf zu achten, dass die Kniegelenke immer in Richtung Fußspitzen zeigen.
- Ferse und Fußballen halten gleichmäßig festen Kontakt zum Boden.
- Der Körperschwerpunkt wird während der Bewegungsausführung gleichmäßig über den ganzen Fußsohlen gehalten.
- Die Kniegelenke nur so weit beugen, wie die Knie hinter den Fußspitzen bleiben (maximal 90°).

Squat

Squat

Beim Squat, der Kniebeuge, werden die Füße hüft- oder schulterbreit positioniert. Die Kniegelenke werden gebeugt und der Oberkörper mit geradem Rücken nach vorne geführt. Eine gleichmäßige Gewichtsverteilung erreicht man, indem man das Gesäß nach hinten schiebt. Durch Abstützen des Oberkörpers mit beiden Armen auf den Oberschenkeln kann der Rücken entlastet werden.

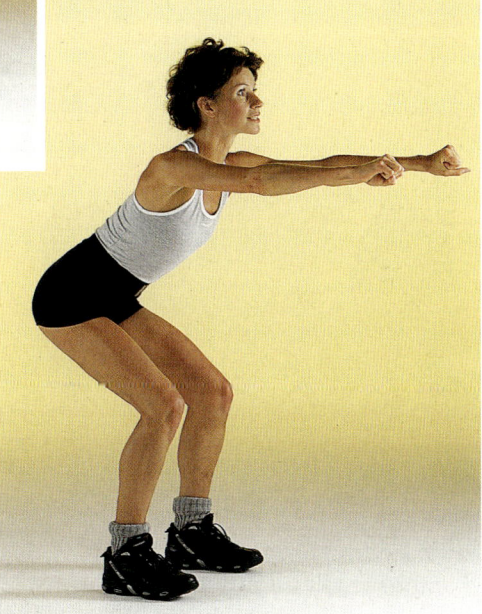

Scoop

Scoop

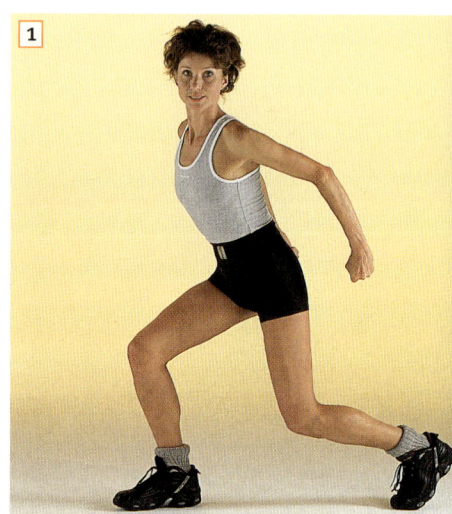

Dies ist die zweite High-Impact-Variante des Step-Touch. Der Scoop unterscheidet sich dadurch, dass beim Wiederschließen der Beine ein Schlusssprung ausgeführt wird (Abb. 1–4).

Technik Scoop:
● Länge 2 Beats.
● Beim Schlusssprung werden beide Füße vom Ballen bis zur Ferse abgerollt.
● Der Sprung wird durch leichtes Nachfedern der Kniegelenke abgefangen.
● Die Füße sind nach dem Sprung geschlossen.

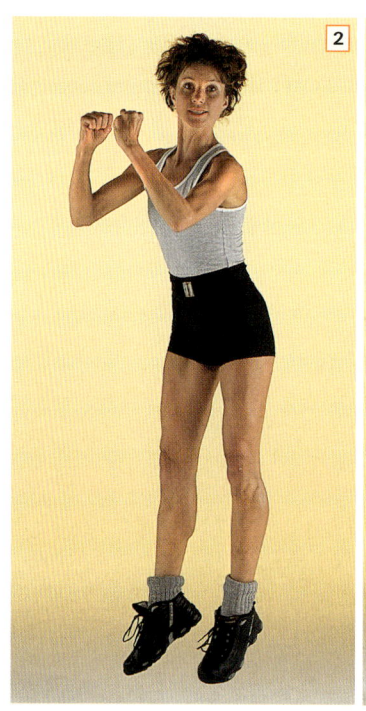

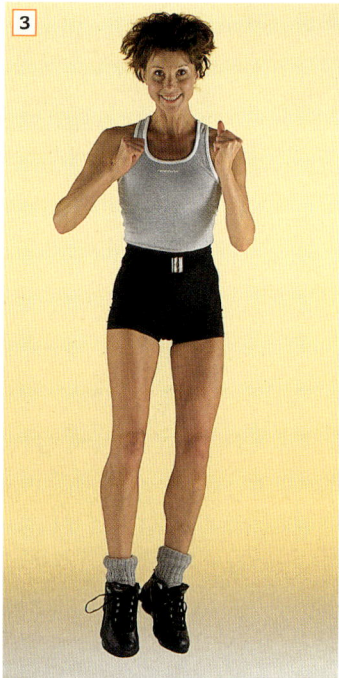

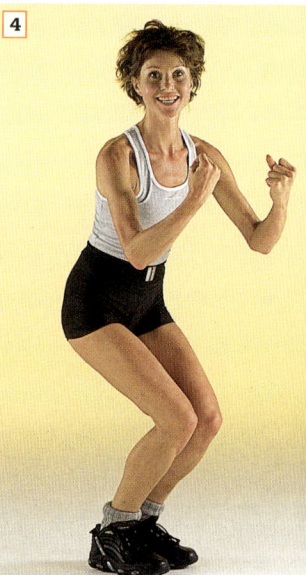

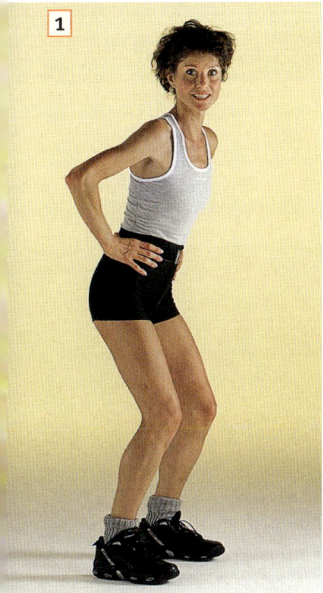

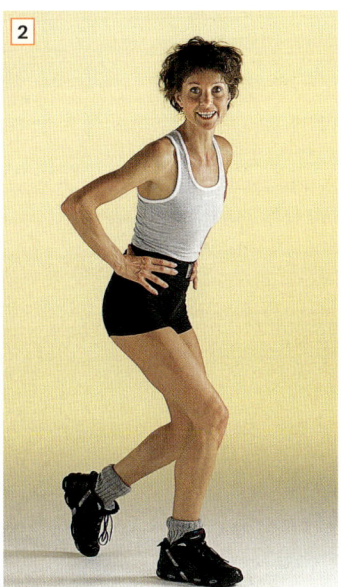

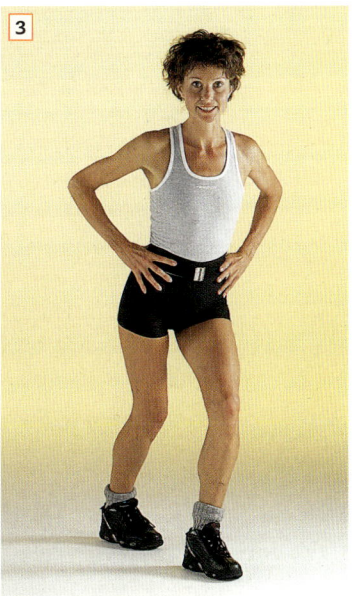

Box-Step

Box-Step

Beim Box-Step wird zuerst der rechte Fuß
vorne aufgesetzt, dann kreuzt das linke
Bein vor das rechte, danach wird zuerst
der rechte und dann der linke Fuß zur
Ausgangsposition zurückgebracht. Bei
der High-Impact-Version wird dieser
Schritt mit einem Schlusssprung beendet.
Der Schritt ist natürlich auch mit der linken Seite beginnend möglich (Abb. 1–4).

Technik Box-Step:

● Länge 4 Beats.
● Beim Kreuzen der Beine kann der
Oberkörper mit geradem Rücken leicht
nach vorne geneigt werden.
● Die Beine bleiben immer leicht ge-
beugt.

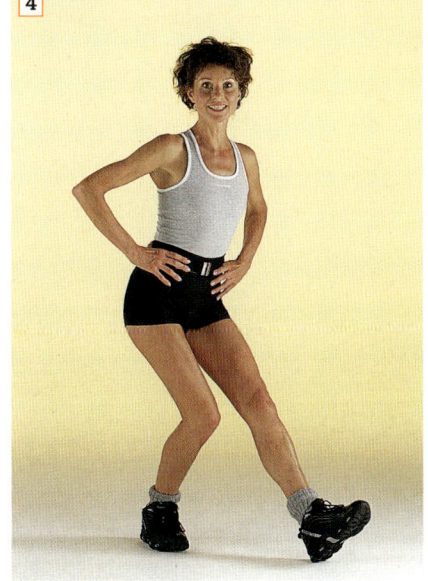

Bizeps-Curl ## Armbewegungen

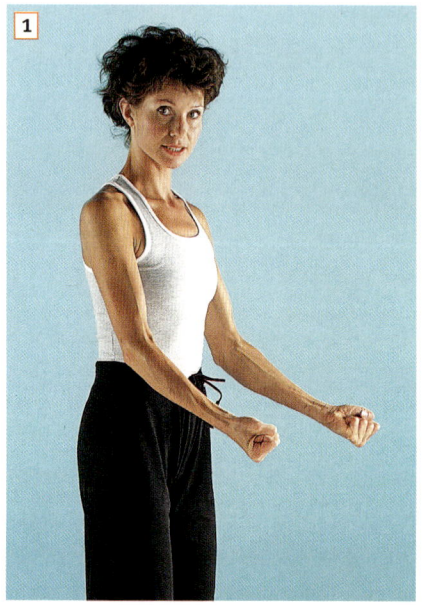

Bei den Armbewegungen scheint es ein schwierigeres Unterfangen zu sein, einheitliche Bezeichnungen zu finden. Viele der folgenden Begriffe sind aus dem Hanteltraining und Kraftsport übernommen worden. Dies sollte uns jedoch nicht daran hindern, einige der gebräuchlichsten Bewegungsmuster, die auch im Aerobic-Sport Anwendung finden, aufzulisten.

Bei allen im Folgenden beschriebenen Bewegungen gilt:
❚ Es wird immer eine neutrale Handgelenkposition empfohlen, also das Handgelenk
❚ weder extrem beugen
❚ noch extrem überstrecken.
❚ Die Handfläche bleibt in gerader Verlängerung des Unterarms.
❚ Die Hand kann sich aktiv zu einer Faust ballen, um die Trainingsintensität zu erhöhen.
❚ Armbewegungen werden nicht »geschleudert« ausgeführt, sondern kontrolliert »geführt«.

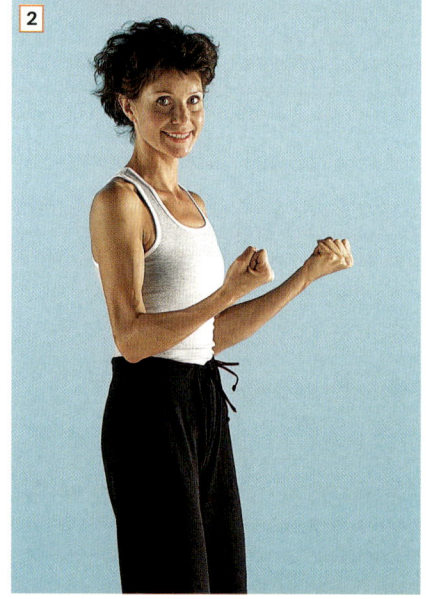

Bizeps-Curl
In der Ausgangsposition sind beide Ellbogen seitlich am Körper fixiert, die Arme sind nicht ganz gestreckt und die Daumen zeigen nach außen. In der Bewegungsausführung werden die Arme im Ellbogengelenk gebeugt und danach zur Ausgangsposition wieder gestreckt. Während der Bewegung bleiben die Ellbogengelenke am Körper fixiert (Abb. 1+2).

Triceps-Kickback

In der Ausgangsposition befinden sich einer oder beide Oberarme hinter dem Körper, die Arme sind gebeugt. In der Bewegungsausführung werden die Arme gestreckt und danach wieder gebeugt, wobei die hinter dem Körper liegenden Ellbogengelenke in ihrer Position fixiert bleiben (Abb. 1+2).

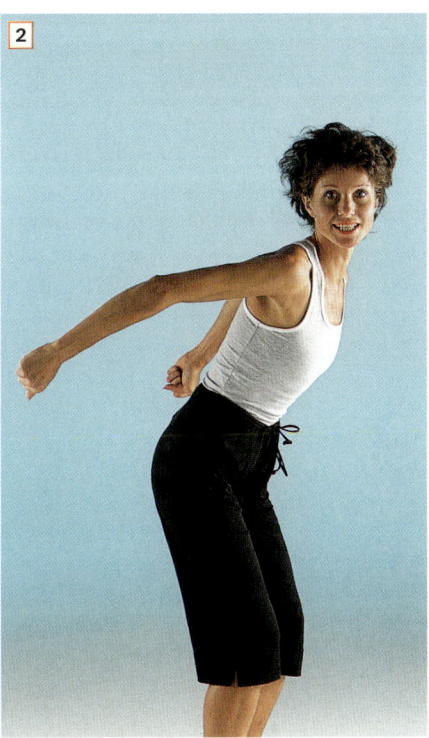

Triceps-
Kickback

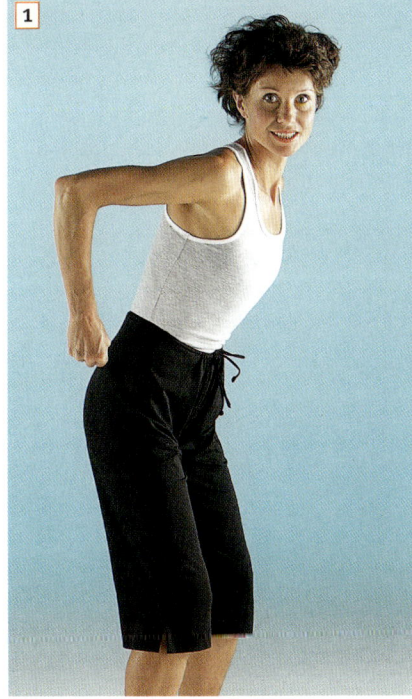

Die Unterarme nicht ohne Kraft nach hinten durchschlagen, sondern unter leichter Anspannung der Muskulatur aktiv bis kurz vor der komplett möglichen Durchstreckung »führen«.

Upright-Row

Beim Upright-Row, auch Rudern vertikal genannt, befinden sich die Arme in der Ausgangsposition vor dem Körper. Die Hände zeigen nach unten und werden so gedreht, dass die Daumen zueinander deuten. Die Arme sind fast gestreckt. In der Bewegungsausführung werden die Arme nun so weit angehoben, bis sich die Hände auf Schulterhöhe befinden. Die Schultern werden nicht mit hochgezogen. Die Kraftbetonung wird auf das Hochziehen gelegt (Abb. 1+2, S. 68 links).

Upright-Row

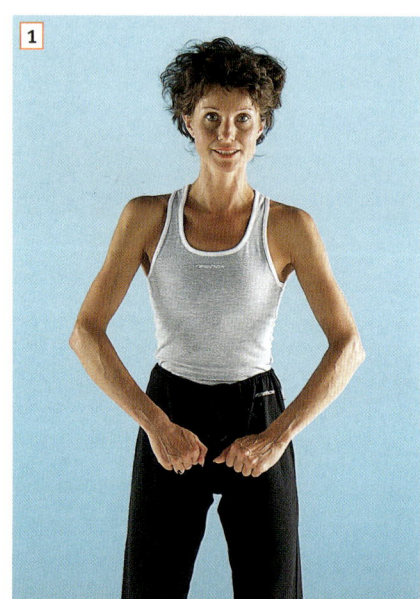

Downright-Push
Die Bewegungsfolge beim Downright-Push geschieht in umgekehrter Reihenfolge vom Upright-Row. Die Kraftbetonung wird demzufolge auf das Niederdrücken der Arme verlegt (ohne Abb.).

Front-Arm-Raise
In der Ausgangsposition sind die Arme fast gestreckt und befinden sich seitlich oder vor dem Körper. Nun werden die Arme so weit vor den Körper angehoben, bis sich die Hände auf Schulterhöhe befinden. Das Ellbogengelenk bleibt fixiert (Abb. 1 unten und Abb. 2, S. 69 links).

Front-Arm-Raise (Abb. 1 rechts)

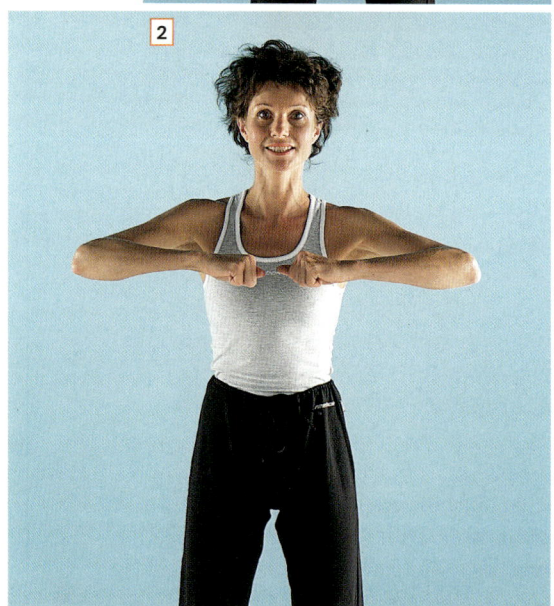

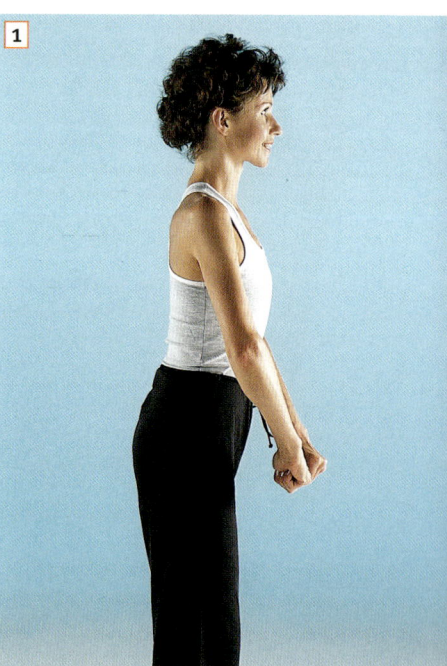

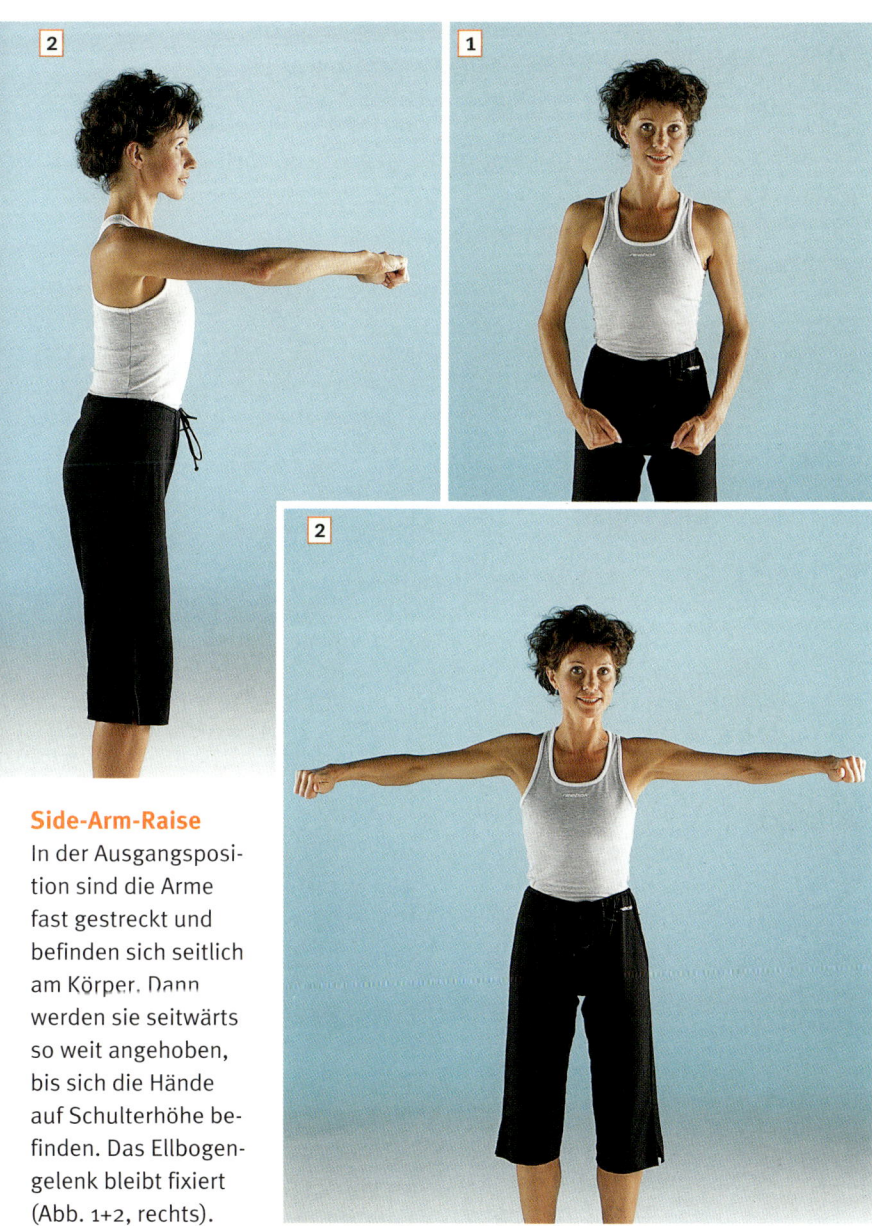

**Front-Arm-Raise
(Abb. 2 links)**

**Side-Arm-Raise
(Abb. 1 oben
und Abb. 2
unten)**

Side-Arm-Raise

In der Ausgangsposition sind die Arme fast gestreckt und befinden sich seitlich am Körper. Dann werden sie seitwärts so weit angehoben, bis sich die Hände auf Schulterhöhe befinden. Das Ellbogengelenk bleibt fixiert (Abb. 1+2, rechts).

Chest-Press

In der Ausgangsposition sind die Hände vor dem Körper, wobei sie sich mit den Ellbogen in Höhe der Schultern befinden. Auf dieser Ebene werden die Arme nun vom Körper weggestreckt. In der Endposition sind sie nicht ganz durchgestreckt (Abb. 1+2, links).

Overhead-Press

Hände, Ellbogen und Arme sind in der gleichen Ausgangsposition wie beim Chest-Press. Die Arme werden nun diagonal nach vorne oben gestreckt. Auch hier soll darauf geachtet werden, dass

Overhead-Press (Abb. 1 und Abb. 2 rechts)

Chest-Press (Abb. 1 und Abb. 2 links)

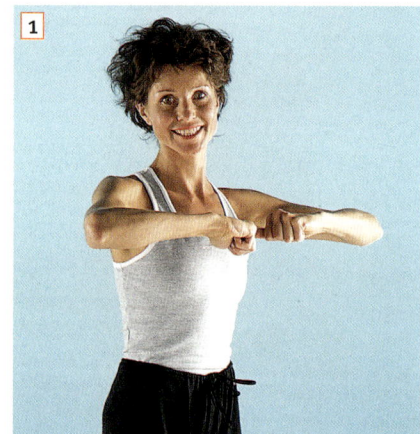

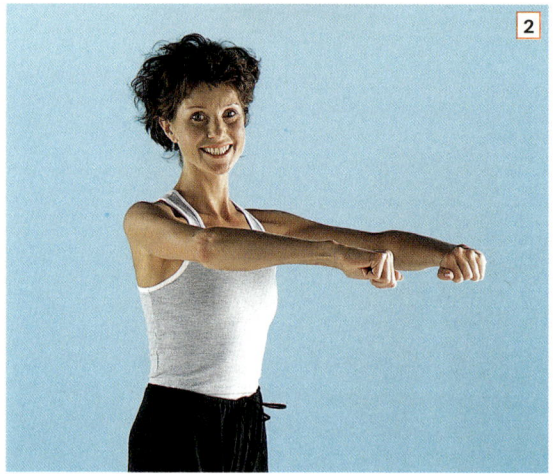

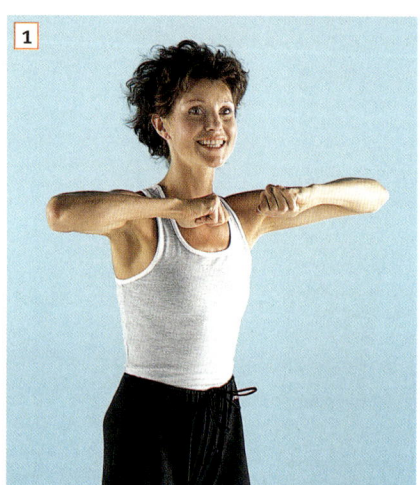

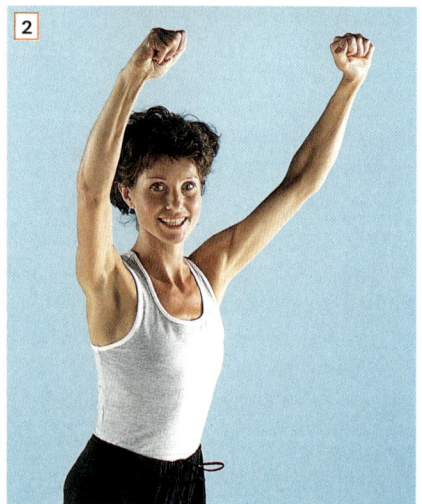

die Ellbogengelenke in der Endposition nicht überstreckt werden (Abb. 1+2, S. 70 rechts).

Butterfly

In der Ausgangsposition sind die Ellbogen im rechten Winkel gebeugt und befinden sich in Schulterhöhe seitlich vom Körper. Nun werden die Unterarme vor dem Körper zusammengeführt. Die Oberarme sollten sich während der Bewegungsausführung nicht absenken (Abb. 1+2).

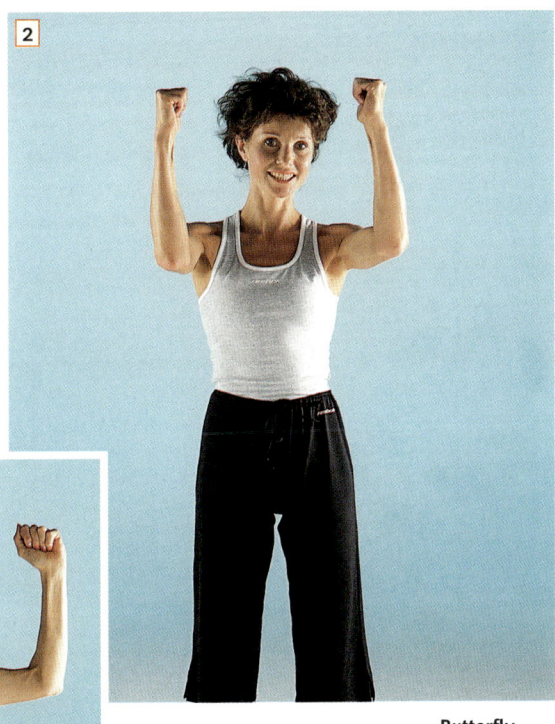

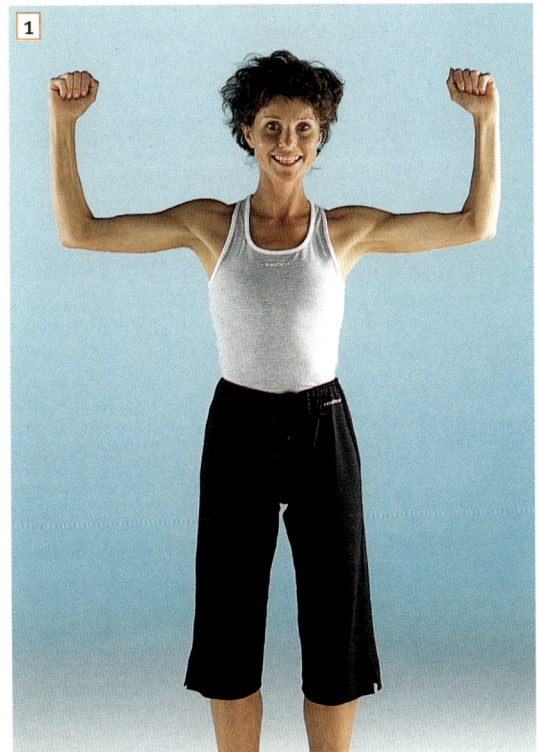

Butterfly

Handstellungen

Bestimmte Handpositionen oder -stellungen werden von den Aerobic-Sportlern während des Aufbaus einer Choreografie meistens automatisch eingenommen (Abb. 1–3, S 72). Wird vom Instructor eine Fortgeschrittenenklasse unterrichtet, kann er natürlich noch spezifische Anweisungen geben. Auf den Trainingseffekt haben sie jedoch fast kei-

Hand-stellungen:
Faust (Abb. 1),
Presshand (Abb. 2),
Jazz-Hand (Abb. 3)

nen Einfluss. Sie dienen hauptsächlich dem ästhetischen Zweck und können vor allem Einsteiger sehr verwirren. Wird auf bestimmte Handpositionen trotzdem Wert gelegt, haben sich folgende Varianten als sinnvoll erwiesen:

➤ Faust
➤ gestreckte Hand mit geschlossenen Fingern (Presshand)
➤ Jazz-Hand

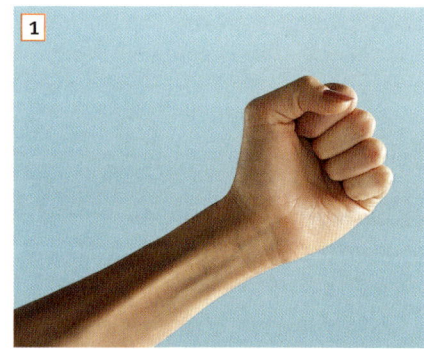

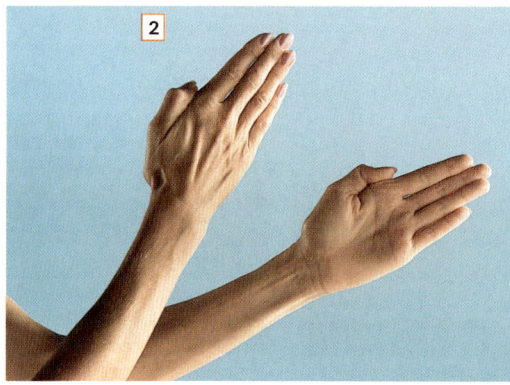

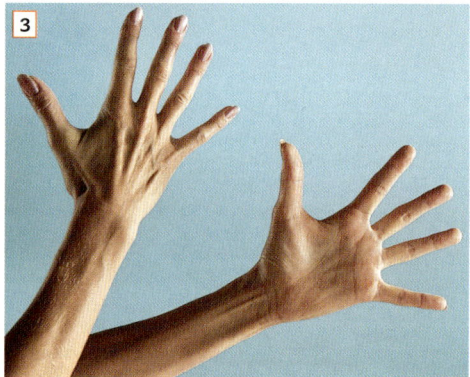

Der Einsatz der Arme im Training

Von vielen Aerobic-Instructoren unterschätzt, spielt der Einsatz der Arme jedoch eine sehr große Rolle. Schon einfache Armbewegungen bringen sehr viel Abwechslung und können die Motivation der Teilnehmer erheblich erhöhen. Hierbei steigt nicht nur der Spaßfaktor, sondern optimiert sich auch das Training für den Oberkörper, der vor allem im Rückenbereich muskulär oft nicht gut entwickelt ist.

Die Schwierigkeit erhöhen

Bei fortgeschrittenen Aerobic-Sportlern kann durch den geschickten Einsatz der Arme die Schwierigkeit der Koordination wesentlich erhöht werden. Dabei ist es nicht zwingend, zu jeder Beinbewegung eine passende Armbewegung zu finden. Gerade bei inhomogenen Gruppen – was das Koordinationsniveau betrifft – gibt es die Möglichkeit, dass man als Instructor in einem, mehreren oder allen Blöcken die Auswahl der Armbewegungen vollkommen den Teilnehmern überlässt.

Die Intensität erhöhen

Werden in eine Bewegungsfolge Armbewegungen mit eingebaut, steigert dies die Trainingsintensität erheblich. Durch den kraftvollen und dynamischen Armeinsatz wird der prozentuale Anteil der aktiven Gesamtmuskulatur deutlich erhöht. Dies verlangt vom Körper eine vermehrte Energiebereitstellung und erhöht die Herzfrequenz um bis zu 15 %.

Armeinsatz bei Einsteigern

Einsteiger profitieren davon, dass die vorgegebenen Armbewegungen zunächst auch weggelassen werden können. So hat niemand das unangenehme Gefühl, das Gesamtbild zu stören oder die Gruppe in ihrem Trainingsprozess aufzuhalten.
Ein Aerobic-Instructor sollte genügend Sensibilität und Beobachtungsgabe haben, um in einem solchen Fall direkt darauf hinzuweisen, wenn er merkt, dass der eine oder andere Teilnehmer mit den Armbewegungen Schwierigkeiten hat.

Bewegungsvariationen

Bei der phantasievollen Gestaltung einer Bewegungs- oder Schrittfolge sollte beachtet werden, dass jede Körper-, Bein- oder Armbewegung in sich variiert werden kann. Die Aufstellung folgender Möglichkeiten verdeutlicht dies:

➤ Variation der Ebene
Beispiel: Ein Fußkick kann nur knapp über dem Boden erfolgen oder, von der senkrechten Körperachse aus gesehen, auch im 50°- oder 60°-Winkel.
➤ Variation des Hebels
Beispiel: Bei der Armbeuge im Ellbogengelenk (siehe Bizeps-Curl, S. 66) kann der Ausgangswinkel 180° (langer Hebel) oder 100° (kürzerer Hebel) betragen.
➤ Variation der Richtung
Beispiel: Marschieren kann man nicht nur im Stand, sondern auch in der Fortbewegung, und zwar vor- oder rückwärts (siehe Walking, S. 50). Die Variationsmöglichkeit »Richtung« kann auch die Frontveränderung des Teilnehmers betreffen. Ein Lunge wird dann beispielsweise nicht frontal, sondern seitlich zum Spiegel ausgeführt.
➤ Variation im Tempo
Beispiel: Einen Box-Step kann man Einsteigern mit halbem Tempo beibringen. So hat dieser nicht mehr eine Länge von 4 Beats, sondern 8 Beats.
➤ Veränderung des Impacts
Sofern das Engagement der Bewegungsausführung des Teilnehmers gleich hoch bleibt, ist High-Impact generell intensiver und belastender als Low-Impact.
➤ Änderung der Intensität
Allgemein wird die Intensität erhöht,
❚ wenn die Bewegungen schneller vollzogen werden (dabei leidet jedoch meistens die Bewegungsqualität),
❚ wenn die Bewegungen kraftvoller ausgeführt werden,

❚ wenn die Bewegungen einen größeren Bewegungsradius aufweisen,

❚ wenn der Impact von Low zu High gewechselt wird.

➤ Veränderung des Schwierigkeitsgrads
Der Schwierigkeitsgrad wird immer dann erhöht, wenn zu den Bein- noch Armbewegungen hinzugenommen werden. Auch Richtungswechsel, Veränderung der Blickrichtung oder Drehung des gesamten Körpers nach rechts oder links erhöhen den Orientierungsfaktor und somit die Schwierigkeit.

Bewegungsfolgen und -kombinationen

Bei einer Aerobic-Choreografie oder Schrittfolge ist es wichtig, dass die Übergänge zwischen den aneinander gereihten Bewegungen harmonisch und fließend sind (Bewegungsfluss). Nicht alle Bewegungen lassen sich gut miteinander kombinieren. So gibt es Übergänge, die den harmonischen Bewegungsfluss stören, und andere, die ihn fördern. Am besten ist es, wenn der Ausführende Übergänge gar nicht wahrnimmt oder im Unterbewusstsein denkt »es hätte jetzt nichts anderes besser gepasst als diese Bewegung«. Auf welche Art und Weise verschiedene Schritte und deren Variationen pädagogisch sinnvoll aneinander gereiht werden, erfahren Sie im Kapitel »Pädagogischer Aufbau – Vom einzelnen Schritt zur Choreografie«, S. 85.

Richtige Technik

Die richtige Technik einer bestimmten Sportart ermöglicht den Ausführenden ein erfolgreiches und verletzungsfreies Training. Wie jeder Sport auf der Welt, ist auch der Aerobic-Sport von einer bestimmten Technik geprägt. Aerobic ist, wie bereits erwähnt, ein Oberbegriff für ein ganzes Sammelsurium verschiedener Kurse. Deshalb ist es im Rahmen dieses Buches nicht möglich, auf alle spezifischen Techniken der verschiedenen Kurse einzugehen, zumal eigene Literatur über die falsche und richtige Ausführung von Gymnastik, vor allem des Floorwork, existiert. Einige grundlegende Fakten und Regeln sind dennoch erwähnenswert.

Körperhaltung

Die richtige Körperhaltung berücksichtigt die physiologisch bedingte natürliche Krümmung der Wirbelsäule und das muskuläre Gleichgewicht aller an der aufrechten Haltung beteiligten Muskelgruppen. Im Stand gleicht sie der bereits beschriebenen Grundstellung. Bei sehr vielen Menschen kann man jedoch auch Körperhaltungen erkennen, die diesem Optimum nicht entsprechen. Bei der Beurteilung einer bestimmten Haltung darf man jedoch nicht ausschließlich die Wirbelsäulenform betrachten. Die Gesamtpersönlichkeit spielt ebenfalls eine große Rolle. Eine gute oder schlechte Haltung ist auch abhängig von der Konstitution, vom Alter oder vom momentanen psychischen Zustand.

Jeder lehnt sich gerne einmal zurück und lässt den Alltag für einige Zeit an sich vorüberziehen. Wird diese »gemütliche« Haltung jedoch fester Bestandteil des Tages, kann sich daraus mit der Zeit eine Haltungsschwäche entwickeln, vor allem dann, wenn die gezielte sportliche Betätigung fehlt.

Eine Haltungsschwäche ist meistens durch schwache oder einseitig ausgebildete Muskulatur bedingt. Sie stellt also nur eine funktionelle Beeinträchtigung dar, die durch gezieltes Training reversibel ist. Der so genannte Haltungsverfall und der Haltungsfehler sind sportwissenschaftlich definierte Durchgangsstadien bis zum echten Haltungsschaden. Der Haltungsschaden ist somit das nicht mehr reparable Endstadium eines Haltungsfehlers mit massiven Bandscheibendegenerationen, Verformungen der Wirbel oder sogar Verknöcherung einzelner Wirbelsäulenabschnitte.

Bewegungstechnik

Jeder Mensch hat seine eigene charakteristische Art und Weise, sich zu bewegen. Viele Handgriffe tätigt er so, wie sie ihm beigebracht wurden, einige Bewegungen so, wie er sie sich abgeschaut hat. Im Aerobic-Sport spielt der Instructor eine Schlüsselrolle, wenn es um eine gute Bewegungstechnik geht. Die Teilnehmer können neue Bewegungen, neue Schritte und Schrittmuster nur so gut nachvollziehen, wie sie ihnen gezeigt und demonstriert werden. Je eindeutiger diese vom Lehrenden demonstriert werden, desto besser können sie vom Lernenden erfasst werden. Werden schlampige oder ungenaue Bewegungen gezeigt, vervielfachen sich die Fehlerquellen bei den Teilnehmern. Umso wichtiger ist es, dass der Trainer eine klare und sichere Bewegungsausführung beherrscht und diese auch vermitteln kann.

Einige wichtige Regeln:

▍ Bewegungen werden grundsätzlich durch aktive Muskelbeteiligung »geführt« und nicht »geschleudert«!

▍ Überstreckungen der Gelenke, insbesondere der Knie- und Ellbogengelenke und der Hals- und Lendenwirbelsäule sind zu vermeiden!

▍ Die Füße sollen bei Schritten mit vollem Fußkontakt immer abgerollt werden, je nach Art des Schrittes entweder vom Ballen bis zur Ferse oder umgekehrt!

▍ Halten Sie in Ihren Bewegungen Spannung – nicht Verspannung!

▍ Bleiben Sie aufrecht, führen Sie dynamische Bewegungen immer bis zum empfohlenen Endpunkt der Bewegung aus!

Bewegungen im Einklang mit der Musik

Schon zu Urzeiten waren bestimmte Klänge bzw. Musik und Bewegung miteinander verbunden. Musik beeinflusst unsere Stimmungen und führt uns in andere Welten. Dabei spielt der Rhythmus eine wesentliche Rolle. Ein »cooler Beat« animiert zum Tanzen, ruhige Klänge leiten zu sanften Bewegungsformen an. Musik unterstützt unsere Bewegungen in jeder Hinsicht.

Im Aerobic-Unterricht sind die meisten Bewegungen der Musik angepasst, sie bestimmt unsere Bewegungsgeschwindigkeit. Sorgfältig ausgewählte Musik kann die richtige Atmosphäre in den jeweiligen Unterrichtsphasen unterstützen, sie kann uns stimulieren oder beruhigen.

Für den Aerobic-Lehrer ist es unumgänglich, die Musik zum guten Freund zu machen. Nur durch Schrittmuster, die perfekt an die Musik angepasst werden, ist eine ausgewogene und für das Unterbewusstsein sinnvolle Schrittkombination möglich.

Jedem Trainer muss, bevor er eine Choreografie plant, bewusst sein, wie viele Taktschläge für das Vollziehen eines bestimmten Schrittes notwendig sind. Dabei ist auch die Geschwindigkeit in die Planung mit einzubeziehen. Nicht jeder Schritt ist für jede Geschwindigkeit geeignet. Deshalb: Probieren geht über Studieren!

Vor allem die Kombination von Musik, deren Phrasierung, das parallel auszuführende Cueing mit all seinen Variationen, die korrekte Bewegungsausführung, der durchdachte Choreografieaufbau und letztlich die Bewegungskontrolle stellen viele frisch ausgebildete Instructoren vor eine große Aufgabe. Auch hier hilft nur: Übung macht den Meister!

Beat und mehr – die Anatomie der Aerobic-Musik

Ein professionell arbeitender Aerobic-Instructor verwendet auch ausschließlich professionell hergestellte Musik für den Unterricht. Die Musik gibt nicht nur das Tempo der Bewegungen an, sie bestimmt auch die Atmosphäre der Übungsstunde. Musik, die »in die Beine geht«, motiviert die Teilnehmer zu höherer Leistung, ohne dass diese sich darüber bewusst sind. Professionell gemixte Tonträger müssen folgende Merkmale aufweisen:

❚ gleichbleibende oder kontinuierlich ansteigende oder abfallende Geschwindigkeit

❚ deutliche Einteilung in 32er-Musikbögen (1 Musikbogen = 32 Beats)

❚ Übergänge der einzelnen Musiktitel in gleich bleibendem Takt ohne Verlust eines einzigen Beats

❚ 4/4-Takt

Die Anatomie der Musik							
1 Bogen	**Musikbogen**						
4 Phrasen	1. Phrase		2. Phrase		3. Phrase		4. Phrase
8 Takte	1. Takt	2. Takt	3. Takt	4. Takt	5. Takt	6. Takt	7. Takt	8. Takt
32 Beats	1-2-3-4-5-6-7-8		1-2-3-4-5-6-7-8		1-2-3-4-5-6-7-8		1-2-3-4-5-6-7-8

Die Musik als unverzichtbare Komponente bildet auf ihre Art die Basis eines jeden Aerobic-Programms. Jeder professionelle Trainer arbeitet eng mit der Musik zusammen und sollte mit dem Aufbau vertraut sein – ja es ist sogar wichtig, dass er den musikalischen Aufbau im Schlaf beherrscht, da die Musik sein wichtigstes Werkzeug ist. Auch für den Übenden ist es hilfreich, wenn er mit Beat, Takt und Musikbogen umgehen kann, da es den choreografischen Aufbau von Schritt- oder Bewegungsfolgen leichter verständlich macht.

Der Beat

Der Beat ist die kleinste Einheit in der Aerobic-Musik. Er ist auch Maßeinheit für die Geschwindigkeit eines Liedes (bpm = beats per minute, Schläge in der Minute). Meist lässt sich der Beat sehr leicht über die Basstöne definieren. Jeder Basston bedeutet dabei einen Beat (Schlag). Alle Beats einer Minute ergeben die Geschwindigkeit eines Titels. Ein Musikstück mit beispielsweise 130 Schlägen (Bassschlägen) in der Minute hat eine Geschwindigkeit von 130 bpm.

Der Takt

Der Takt ist die nächstgrößere Einheit. In der allgemeinen Musikwelt gibt es sehr viele unterschiedliche Takte. In der Aerobic-Musik findet ausschließlich der 4/4-Takt Anwendung. 8 solcher 4/4-Takte ergeben eine Einheit (Musikbogen). Routinierte Aerobic-Lehrer verwenden oft den letzten Takt des vorangegangenen Musikbogens zum Einzählen bestimmter Bewegungsfolgen (»...fünf, sechs, sieben, acht«). Der erste Beat des folgenden Musikbogens wird daraufhin für den ersten Schritt der Choreografie oder eines Teils davon verwendet.

Die Phrase

Eine Phrase hat eine Länge von 8 Taktschlägen. In der modernen Popmusik kann man meistens sehr leicht eine zusammenhängende Phrase heraushören. Diese 8 Taktschläge oder Beats gehören inhaltlich zusammen und können sich im Melodieaufbau entsprechend des jeweiligen Musiktitels öfter wiederholen.

Der Musikbogen

Der Musikbogen besteht aus 32 Beats oder 4 Phrasen. Beim genaueren Hinhören und mit ein wenig Übung erkennt man deutlich, dass auch der Musikbogen meistens eine in sich geschlossene musikalische Einheit bildet. Auf ihm sind alle zusammengesetzten Schrittfolgen aufgebaut. Meist besteht ein Teil einer kompletten Choreografie aus mehreren kleineren Blöcken. Dieser Teil einer Schrittfolge hat eine Länge von 32 Beats (= 4 x 8 Zählzeiten), eben einem Musikbogen. Testen Sie es selbst.

Der Aerobic-Lehrer muss die von ihm verwendete Musik vollkommen beherrschen, er muss jederzeit wissen, in welcher Phrase oder in welchem Takt innerhalb eines Musikbogens er sich gerade befindet. Nur so ist ein kontinuierlicher Schrittaufbau mit der Gruppe möglich, ohne dass die Teilnehmer von größeren Unterrichtspausen geplagt oder die Schrittfolgen mit dem falschen Beat begonnen werden. Dies schadet nämlich nicht nur der Stimmung eines Kurses, auch der Trainingspuls wäre im schlechtesten Falle sehr großen Schwankungen unterlegen, wenn der Lehrer den »richtigen Start« erst suchen muss.

Auswahl der Musik

Es gibt keine feste Regeln, welche Musikrichtung der Instructor wählen soll. Ob Pop, Techno, Rap oder lateinamerikanische Rhythmen – dem persönlichen Geschmack sind keine Grenzen gesetzt. Jedoch sollte die Musikrichtung gruppenabhängig und passend zum Kursinhalt gewählt werden. Zu einer Wirbelsäulengymnastik-Stunde am Vormittag, in der der Altersdurchschnitt der Teilnehmer erfahrungsgemäß höher ist als in einem Step-Kurs am Abend, sollte man also eher ruhige und langsamere Musik wählen. In einer von Ausdauergymnastik geprägten Stunde am Abend mit jüngeren Teilnehmern eignet sich flottere Pop- oder spezielle Themenmusik besser. Jede Phase in einer Trainingseinheit bedarf einer bestimmten musikalischen »Zeichnung«:

➤ **Aufwärmphase:** Hierzu eignet sich motivierende Musik. Sie sollte fließend und rhythmisch, jedoch nicht zu sprunghaft sein, so dass der Körper langsam mobilisiert und schrittweise aufgewärmt werden kann.

➤ **Aerobe Phase:** In der aeroben Phase, also im Cardioteil, sollte die Musik lebendig und mit einem starken und deutlichen Beat ausgestattet sein, um homogene Bewegungen zu ermöglichen. Auch das musikalisch weniger geschulte Ohr sollte einen klaren Rhythmus erkennen können.

➤ **Abkühlphase I:** In dieser Phase sollte der Teilnehmer auch an der Musik erkennen, dass der Hauptteil des Kurses beendet ist. Sie darf nun nicht mehr anregend wirken und muss im Tempo kontinuierlich gedrosselt werden. Die Musik soll jetzt Entspannung und Lockerung vermitteln.

➤ **Floorwork:** Hierbei ist man mit einem kräftigen Beat gut beraten. Die Musik soll keine Langeweile ausstrahlen.

➤ **Abkühlphase II:** In der Abkühlphase II wählt man ruhige Musik zum Dehnen und Entspannen. Instrumentalmusik ohne harten Beat ist am besten geeignet.

Viele Hersteller bieten mittlerweile sehr gute professionell gemixte Aerobic-Kassetten an. Man kann zwischen unterschiedlichen Musikstilen (Pop, Funk, House, Salsa, Swing, etc.) und Musikgeschwindigkeiten wählen und somit die richtige Musik entsprechend des Kurses und der Zielgruppe einsetzen. Professionell hergestellte Aerobic-Kassetten oder CDs haben den Vorteil, dass die Musik eindeutig in 32er Musikbögen zusammengeschnitten wird und so das Unterrichten wesentlich erleichtern.

Richtlinien für das Tempo

Das Tempo der gewählten Musik und die auszuführenden Bewegungen müssen eine Einheit bilden. Die Geschwindigkeit richtet sich nach Könnensstufe der Teilnehmer, Stundeninhalt und der jeweiligen Trainingsphase. Bei zu hohem Tempo schleichen sich häufiger Fehler in die Bewegungstechnik ein, bei denen die Teilnehmer im schlimmsten Falle unangenehme Verletzungen erleiden müssen. Bei zu langsamer Musik fehlt nicht selten die Motivation, die Bewegungen werden schwerfällig oder der Kurs macht keinen Spaß.

Im Allgemeinen gelten folgende Richtlinien:

Empfohlene Musikgeschwindigkeiten für die verschiedenen Phasen	
Trainingsphase	**Geschwindigkeit**
Aufwärmphase	125–135 bpm
Aerobe Phase: Low-Impact-Bereich	125–145 bpm
Aerobe Phase: High-Impact-Bereich	140–160 bpm
Abkühlphase I	110–130 bpm
Floorwork	100–130 bpm
Abkühlphase II	bis 100 bpm

Die Methodik des Aerobic-Instructors

Cueing – was ist das?

Unter Cueing versteht man alle visuellen (sichtbaren) und verbalen (hörbaren) Anweisungen und Hilfestellungen des Aerobic-Instructors. Wie alle Begriffe im Aerobic stammt auch dieser aus der amerikanischen Fachsprache. Er wird von »to cue« abgeleitet, was so viel wie »das Einsatzzeichen geben« bedeutet. Cueings besagen, was, wann, wievielmal, wie und wohin ausgeführt werden soll. Sie haben am erfolgreichen Verlauf einer Aerobic-Stunde wesentlichen Anteil. Sie verbessern, ja optimieren sogar die Kommunikation zwischen Trainer und Teilnehmern. Visuelle, verbale und auditive Cueings können einander abwechseln, sich vermischen oder gleichzeitig angewendet werden. Als Kursteilnehmer hat man so die Möglichkeit, auch bei nicht optimalen Sichtverhältnissen (z. B. durch eine Säule, die den Trainer etwas verdeckt) oder durch einen hinteren Platz, an dem man den Trainer schlechter versteht, dem Unterrichtsverlauf gut folgen zu können.

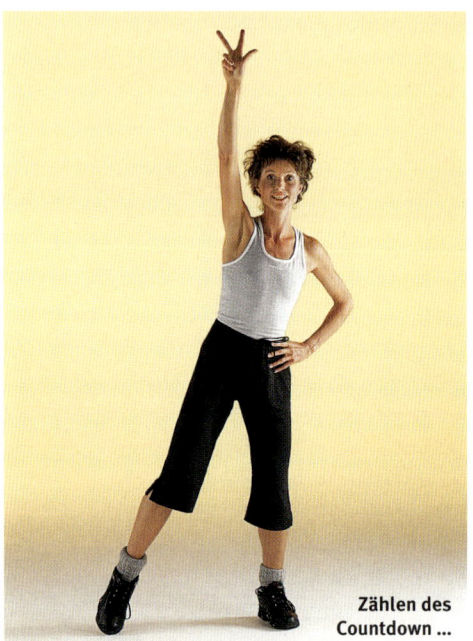

Zählen des Countdown ...

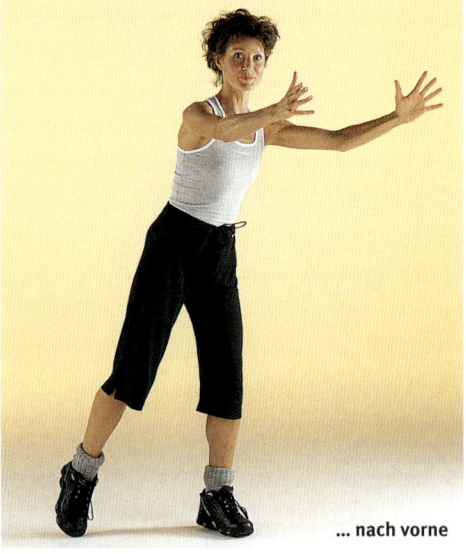

... nach vorne

Visuelles Cueing

Visuelle Cueings ähneln der Tätigkeit eines Fluglotsen und fließen in die Aerobic-Bewegungen des Trainers mit ein. Sie müssen vom Instructor rechtzeitig, mindestens 2, besser 4 Beats vorher erfolgen, damit sie vom Teilnehmer verarbeitet und richtig umgesetzt werden können.
Visuelle Cueings sollten 2–4 Beats gehalten werden. Richtig ausgeführt sind sie knapp, klar, eindeutig und verbessern die körpersprachliche Wirkung des Trainers. Außerdem schonen sie die Stimme des Instructors, wenn dieser ohne Mikrofon unterrichtet. Die meisten Zeichen sind auf der ganzen Welt identisch, können aber in Einzelfällen und je nach Individualität des Instructors geringfügig variieren. Als Stammgast bei seinem Lieblingslehrer gewöhnt man sich jedoch recht schnell an dessen persönlichen Unterrichtsstil.

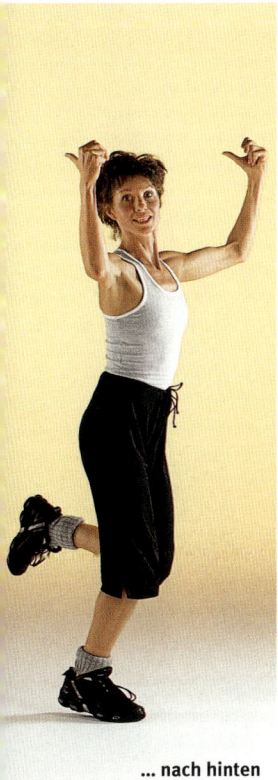

... nach hinten

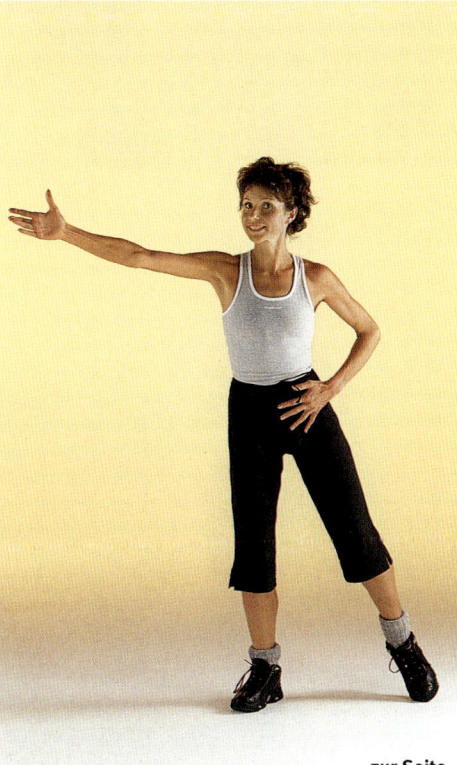

... zur Seite

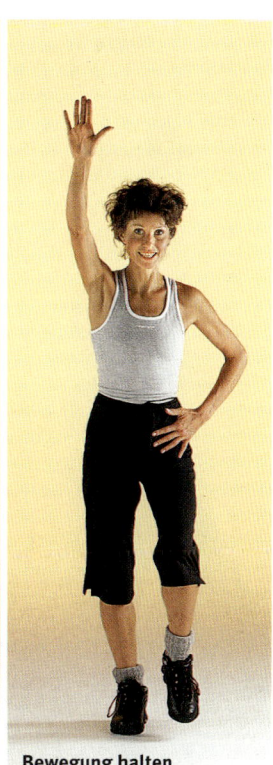

Bewegung halten, am Platz bleiben

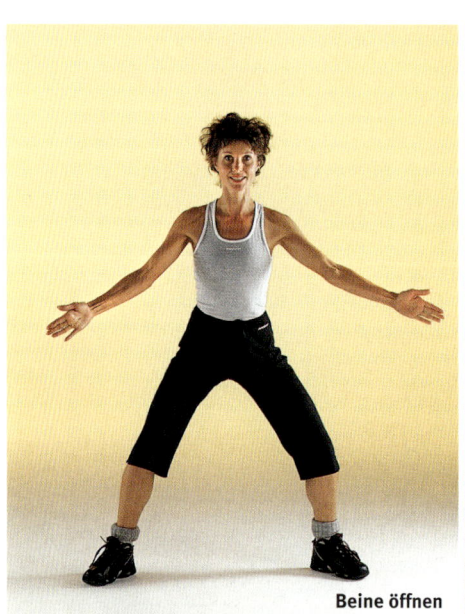

Beine öffnen

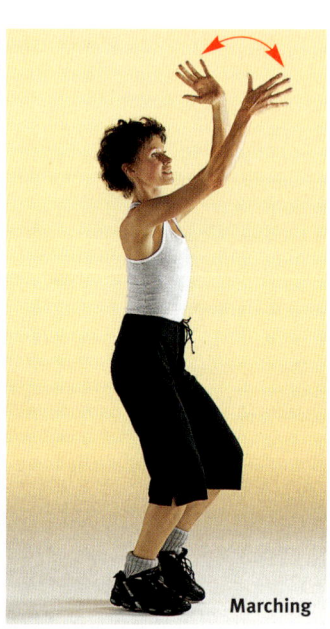

Marching

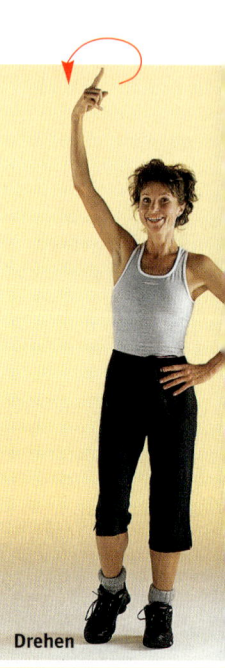

Drehen

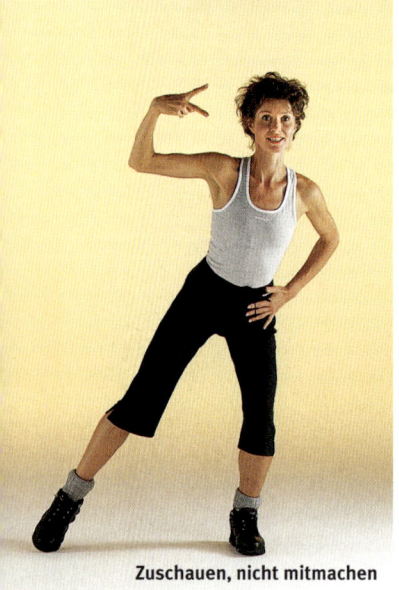

Zuschauen, nicht mitmachen

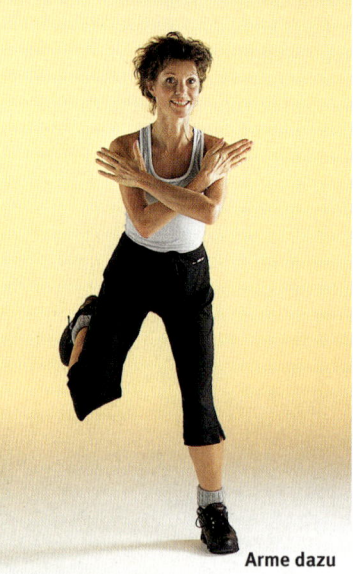

Arme dazu

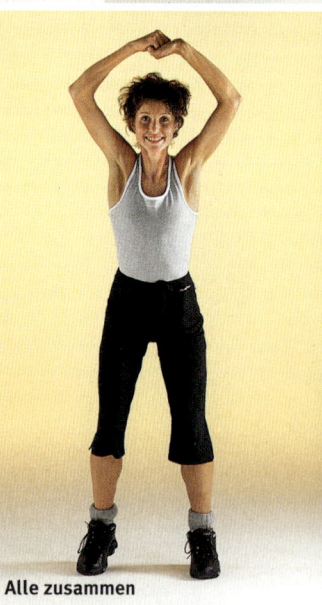

Alle zusammen

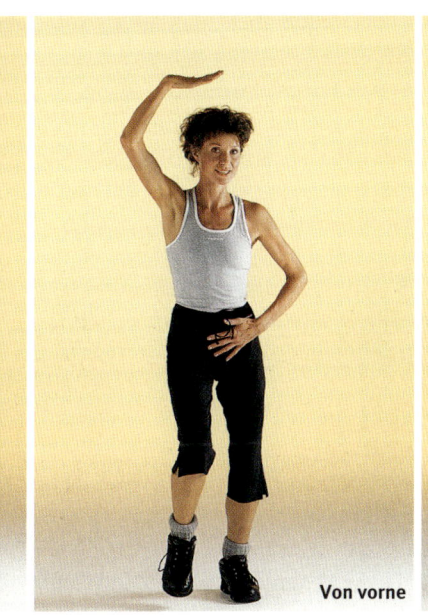

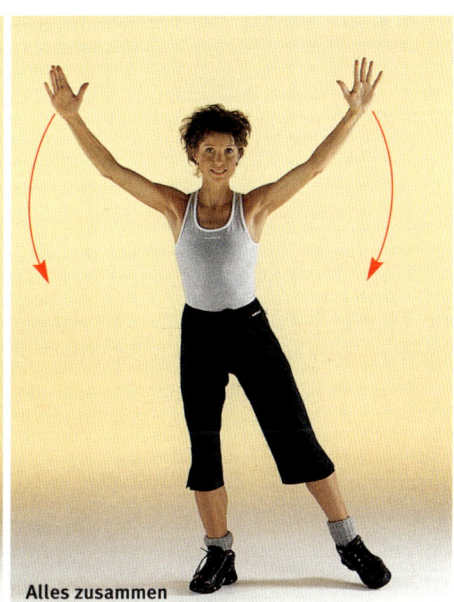

Von vorne   **Alles zusammen**

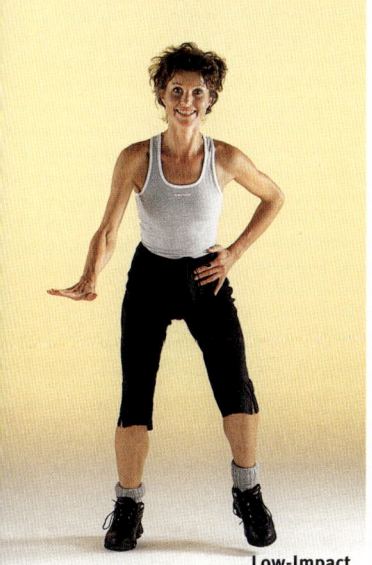

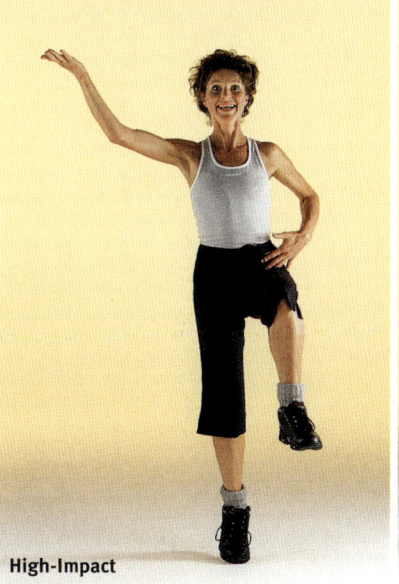

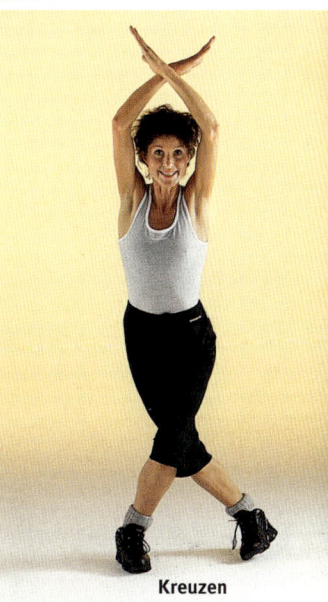

Low-Impact   **High-Impact**   **Kreuzen**

Verbales Cueing

Die verbalen Cueings, also die Äußerungen, die durch unser Gehör wahrgenommen werden, bestehen aus »Gesprochenem«. Bei den gesprochenen Cueings handelt es sich gewöhnlich um die Bezeichnung eines bestimmten Schrittes (z. B. Step-Touch, Grapevine, etc.), um das Zählen des Countdown oder die Vermittlung eines bestimmtes Rhythmus.

Auditives Cueing

In der Gruppe der auditiven Cueings sind alle Anweisungen des Instructors zusammengefasst, die nicht aus verbalen Äußerungen bestehen. Dazu gehören z. B. Pfeifen und Klatschen. Dadurch kann der Trainer die Aufmerksamkeit der Teilnehmer auf sich lenken und somit bestimmte Effekte erzielen. Werden gleiche Töne und Geräusche immer zum selben Zweck eingesetzt, können sie ein hilfreiches Unterrichtsinstrument sein.

Mixed Cueing

Lediglich in Ausnahmefällen wird ein Trainer nur eine Version des Cueings verwenden. Aus pädagogischer Sicht ist eine Mischung aus Sprache, Ton und Zeichengebung am effektivsten. Die meisten Aerobic-Lehrer mischen deshalb alle Varianten, um den bestmöglichen Lernerfolg für die Teilnehmer zu gewährleisten. Denn Lernerfolg bedeutet letztendlich auch Spaß für die Aerobic-Sportler. Hierbei zählt die Individualität des Aerobic-Instructors, wobei er Wert darauf legen sollte, dass die Mischung von Sprache, Ton und Zeichengebung die Teilnehmer nicht überfordert oder zu Verwechslungen führt. Dabei entwickelt jeder Instructor seine eigene »Sprache«, die von den Teilnehmern meistens sehr schnell aufgenommen und verstanden wird.

Anwendung

Die Anwendung der Cueings bereitet Instructoren am Anfang ihrer beruflichen Laufbahn oft Schwierigkeiten. Nicht selten haben sie schon genug damit zu tun, sich auf die Musik zu konzentrieren oder die eigene Schrittkombination nicht zu vergessen. Deshalb sollte jeder Newcomer sehr sparsam mit seiner Körpersprache umgehen, um nicht sich oder die Teilnehmer zu verwirren.

Cueings müssen unmissverständlich, das heißt, alle Hinweise müssen eindeutig und vor allem gleich bleibend sein, damit alle Teilnehmer davon profitieren können. Als Instructor verwenden Sie deshalb immer diese internationalen Handzeichen (S. 80–83) und nicht selbst erfundene. Die Handzeichen müssen immer für alle sichtbar und klar gegeben, verbale Anweisungen deutlich und laut genug gesprochen werden.

Der Einsatzzeitpunkt der Cueings ist von entscheidender Bedeutung. Für die erfolgreiche Anwendung müssen sie deshalb immer rechtzeitig erfolgen, damit sie von den Teilnehmern zuerst gesehen / gehört, aufgenommen, verarbeitet und letztendlich umgesetzt werden können. Der häufigste Fehler ist der verspätete Einsatz der Cueings seitens des Lehrers. Dies kann zur Folge haben, dass es öfters zu Unterbrechungen der

Hinweise zum perfekten Cueing:

❚ Führen Sie als Instructor Cueings bei Einsteigern oder neuen Gruppen Schritt für Schritt ein!
❚ Verwenden Sie die gleichen Cueings niemals für verschiedene Anweisungen!
❚ Führen Sie Cueings immer deutlich und eindeutig aus!
❚ Führen Sie visuelle Cueings immer sichtbar für die Teilnehmer aus!
❚ Führen Sie verbale Cueings immer hörbar für alle Teilnehmer aus, aber dennoch der Größe und Akustik des Raumes angepasst!
❚ Führen Sie Cueings immer rechtzeitig aus, also noch bevor eine bestimmte Anweisung ausgeführt werden soll!
❚ Koppeln Sie bei Bedarf verschiedene Arten des Cueings, z. B. verbal und visuell gleichzeitig!
❚ Verbale Cueings bestehen nicht aus Geschichten, sondern aus kurzen und knappen Anweisungen!
❚ Verwenden Sie immer internationale Handzeichen!

Trainingseinheit kommt. Ein Ärgernis für alle. Eine weitere Fehlerquelle ist die undeutliche oder unverständliche Zeichengebung. Ein schlampiges Cueing hat also auch dann keinen positiven Effekt, wenn es rechtzeitig erfolgt. Gutes Cueing ist also wichtig und unerlässlich. Achten Sie als Instructor jedoch darauf, dass Sie nicht übertreiben. Unnötig wiederholte, übersteigerte oder monotone Anweisungen sind für die Teilnehmer lästig und stören den Unterrichtsablauf. Studieren Sie Ihre Cueings sorgfältig, üben Sie am besten »trocken«, also ohne Teilnehmer, und setzen Sie diese Hilfsmittel wirklich gezielt ein.

Pädagogischer Aufbau – vom einzelnen Schritt zur Choreografie

Die vorangegangenen Kapitel haben uns gezeigt, aus welchen Elementen sich Aerobic zusammensetzt und aus welchen Phasen eine Trainingseinheit besteht. Neben dem theoretischen Wissen ist die sinnvolle praktische Umsetzung ein weiterer wesentlicher Faktor für das Gelingen einer Kursstunde. Mit »Gelingen« ist nicht gemeint, dass nur der Instructor sein Trainingsziel erreicht, also seine ausgearbeitete Schrittkombination vollständig vorgetragen hat. Ein Kurs ist in erster Linie dann gelungen, wenn alle Teilnehmer verstanden haben, was der

Instructor gelehrt hat. Eine gute Pädagogik ist dabei entscheidend. In diesem Kapitel gilt es, das »Wie« zu klären.

Gerät eine Gruppe von Teilnehmern während des Aufbaus einer Schrittkombination ins Stocken, muss sich zuerst der Instructor die Frage nach der korrekten Methodik stellen. In 99 % aller Fälle ist der Fehler nicht bei den Teilnehmern zu suchen. Ein guter Aerobic-Trainer zeichnet sich nicht unbedingt nur durch die Kreativität seiner Choreografie aus, sondern vor allem durch die Kunst des Aufbauens und Vermittelns.

Allgemeine Anforderungen

❚ Eine Choreografie soll sich aus harmonisch zusammengefügten und ineinander übergehenden Grundschritten, deren Variationen und sonstigen Bewegungsmustern zusammensetzen. Den Teilnehmern soll ein ausgeglichenes Bewegungsgefühl vermittelt werden. Das schafft man nur, wenn niemand in auszuführende Bewegungen hineinstolpern muss. Die Übergänge sollen fließend sein.

❚ Jeder Aerobic-Lehrer sollte die jeweiligen räumlichen Gegebenheiten kennen, um seine Choreografie mit den Kursteilnehmern optimal ausführen zu können. Damit ist zum einen die Raumform oder Raumarchitektur gemeint. Schrittkombinationen, in denen sich viel nach vorne oder hinten bewegt wird, sind z. B. für eher breite Räume ungeeignet. Auch bestehende Säulen müssen berücksichtigt werden. Zum anderen ist der Bodenbelag ein Kriterium, dem bei der Ausarbeitung einer Bewegungsfolge im Vorfeld Beachtung geschenkt werden sollte. So gibt es Räume mit Teppichboden oder einem weichen Mattenbelag, worauf Drehungen auf Dauer aufgrund der erhöhten Belastung der Gelenke der Gesundheit mehr schaden als nützen. Weiterhin beeinflusst die Gesamtgröße des Aerobic-Raums die Bewegungsweite, mit der die Teilnehmer vorgegebene Schritte nachvollziehen können. Wenn man als Instructor das Glück hat, immer voll besetzte Kurse zu haben, muss aufgrund der beengenden Verhältnisse eine Schrittkombination mit kleineren Raumwegen gewählt werden.

❚ Eine Choreografie soll physiologisch ausgewogen sein. Die Kombination und der Wechsel von intensiven und weniger intensiven Bewegungsmustern (Low- und High-Impact) hält die Belastung der Gelenke in Grenzen und den Trainingspuls im moderaten Bereich.

❚ Die Ausgewogenheit einer Choreografie verhindert einseitige körperliche Belastung. Als Instructor muss man dabei vor allem die »Rechts-Links-Balance« berücksichtigen, das bedeutet, dass Bewegungsmuster und -kombinationen immer beidseitig und somit gleichmäßig auf den Körper verteilt ausgeführt werden müssen. Aspekte aus der gesundheitsorientierten Bewegungslehre müssen berücksichtigt und kontraindizierte Bewegungen vermieden werden.

❚ Aus psychologischer Sicht ist ein der Gruppe angepasster Schwierigkeitsgrad notwendig. Die Kursinhalte sollen zwar die Teilnehmer herausfordern, aber dennoch zu bewältigen sein. Jene, die ein Erfolgserlebnis für sich verbuchen können und denen trotz Trainingsanstrengung der nötige Spaß vermittelt wird, sind beim nächsten Mal wieder mit dabei. Entscheidend wirkt hier auch eine perfekte Unterrichtstechnik seitens des Instructors. Der pädagogische Aufbau, Sicherheit im Umgang mit der verwendeten Musik, spiegelverkehrtes Arbeiten und Kontakt zu den Teilnehmern sind wichtige Faktoren, die den Kurs positiv beeinflussen.

Grundsätzliche Unterscheidung der Unterrichtsmethodik

Im Hinblick auf die Vermittlung einer bestimmten Choreografie stehen dem Instructor viele methodische Hilfsmittel zur Verfügung. Dazu können als Erstes zwei grundsätzliche Unterscheidungen getroffen werden.
➤ **Die strukturierte Methode:** Es wird eine feststehende Bewegungskombination nach einer bestimmten methodischen Vorgehensweise vermittelt.
➤ **Die Freestyle-Methode:** Es wird keine feststehende Bewegungskombination vermittelt, auf ein ausgearbeitetes Endprodukt wird verzichtet. Der Ablauf des Kurses ergibt sich währenddessen.

Beide Extreme kommen in ihrer Reinform wohl eher selten vor. Wie so oft ist die Wahl der goldenen Mitte eine gute Entscheidung. Es ist also sinnvoll, sich als Trainer eine Schrittkombination zurechtzulegen und die methodische Vorgehensweise der Gruppe individuell anzupassen. Die flexible Entscheidung, wie man als Trainer seine Inhalte vermittelt, setzt jedoch die Kenntnis und das praktische Können vieler verschiedener Choreografie-Aufbautechniken voraus. Eine einfache Schrittkombination, die methodisch sinnvoll und eindeutig vermittelt wird, wird von den Teilnehmern meistens dankbarer angenommen als eine komplexe und wesentlich anspruchsvollere, die lieblos, gelangweilt oder sogar ohne System dargeboten wird.

Vom Grundschritt zur Schrittkombination – die wichtigsten Techniken

In der Unterrichtspädagogik gilt prinzipiell:
❚ Vom Leichten zum Schweren
❚ Vom Bekannten zum Unbekannten
❚ Vom Einfachen zum Komplexen
Diese Prinzipien fließen in alle folgenden Aufbautechniken mit ein.

Linear Progression
Bei dieser Lehrmethode wird immer nur ein Bewegungselement verändert. Es wechselt also entweder nur die Armbewegung, während die Beinbewegung

Beispiel der Linear Progression			
Counts	Bewegung Beine	Bewegung Arme	Kommende Veränderung
8	Step-Touch	Clap-Hands	Beine
8	Heel-Dig	Clap-Hands	Arme
8	Heel-Dig	Arm-Curl	Beine
8	Double-Side Heel-Dig	Arm-Curl	usw.

gleich bleibt, oder es wechselt die Bein-bewegung, während die Armbewegung gleich bleibt. Ein weiterer Wechsel kann z. B. die Bewegungsrichtung oder der Impact sein. Diese Technik garantiert vor allem Einsteigern eine einfache Bewegungsvermittlung. Auch im Warm-up ist sie eine beliebte Variante, da hierbei meist keine Choreografie gelehrt wird. Die Linear Progression stellt geringste Ansprüche an die Teilnehmer.

Top & Tail
Bei der »Kopf-und-Schwanz-Methode« werden immer nur zwei verschiedene Bewegungen miteinander kombiniert. Eine neue Bewegung ersetzt die erste Bewegung.
▌ Bewegung A lernen
▌ Bewegung B lernen
▌ Wiederhole einige Male Bewegung A + B
▌ Bewegung C lernen
▌ Wiederhole einige Male B + C
▌ Bewegung D lernen
▌ Wiederhole einige Male C + D usw.
Bei dieser Methode entstehen keine umfangreichen Choreografien. Gut geeignet für Warm-up oder Einsteiger!

Add on (Additionsmethode)
Die Additionsmethode ist die wahrscheinlich am weitesten verbreitete Methode. Dabei wird Bewegung A gelernt, dann Bewegung B. Im Folgenden werden die Bewegungen A + B zusammengefügt. Als Nächstes wird Bewegung C gelernt. Danach werden die Bewegungen A, B + C zusammenhängend wiederholt usw.
▌ Bewegung A lernen
▌ Bewegung B lernen
▌ Bewegung A + B zusammenfügen und wiederholen
▌ Bewegung C lernen
▌ Bewegung A + B + C zusammenfügen und wiederholen usw.

Link-Methode (Verknüpfungsmethode)
Die Link-Methode ähnelt im Aufbau der Additionsmethode. Folgende Auflistung macht dies deutlich:
▌ Bewegung A lernen
▌ Bewegung B lernen
▌ Bewegung A + B zusammenfügen und wiederholen
▌ Bewegung C lernen

■ Bewegung D lernen
■ Bewegung C + D zusammenfügen und wiederholen
■ Bewegung A/B + C/D zusammenfügen und wiederholen
■ Weiter mit Bewegungen E bis H

Repetition reduction (Pyramidenmethode)

Die Pyramidenmethode zeichnet sich durch die Reduzierung der Wiederholungszahlen einer oder mehrerer bestimmter Bewegungen bis zur gewünschten Anzahl aus. Diese Technik ermöglicht es den Kursteilnehmern, Bewegungen und vor allem die Übergänge zusammengefügter Bewegungen langsam zu erlernen.
Ausgangsbewegung: 4 x Step-Touch, 4 x Side-to-Side

1. Reduzierung: 2 x Step-Touch, 2 x Side-to-Side
2. Reduzierung: 1 x Step-Touch, 1 x Side-to-Side = gewünschte Anzahl der Bewegungen

Holding pattern removal (Haltemustermethode)

Bei dieser Methode wird eine Schrittfolge oder der Teil einer Schrittfolge mit Hilfe so genannter Haltebewegungen erlernt. Dies kann folgendermaßen ablaufen:
Gehen wir davon aus, dass der zu erlernende Teil einer kompletten Choreografie eine Länge von 32 Beats hat. Diese 32 Beats gliedern sich in 4 verschiedene Teilbewegungen (A + B + C + D) mit einer Länge von jeweils 8 Beats (4 x 8 Beats = 1 Musikbogen). Haben wir z. B. die Be-

Die verschiedenen Schritte der Haltemustermethode				
Methodik	**8 Beats**	**8 Beats**	**8 Beats**	**8 Beats**
• Bewegung A + B wurden bereits gelernt • Der Musikbogen (32 Beats) wird mit einer Haltebewegung aufgefüllt • Bewegung A + B + Haltebewegung C_1 + D_1 werden einige Male wiederholt	Bewegung A	Bewegung B	Bewegung C_1 + D_1 sind noch Haltebewegungen, z. B. Marching	
• Haltebewegung C_1 wird durch richtige Bewegung C ersetzt • Bewegung A + B + C + Haltebewegung D_1 werden einige Male wiederholt	Bewegung A	Bewegung B	Bewegung C	Haltebewegung D_1, Marching
• Haltebewegung D_1 wird durch richtige Bewegung D ersetzt • Bewegung A + B + C + D werden einige Male wiederholt	Bewegung A	Bewegung B	Bewegung C	Bewegung D

wegungen A + B schon gelernt, werden die folgenden Bewegungen C + D durch einfache Haltebewegungen ersetzt, die später durch die richtige Bewegung ausgetauscht werden. Durch das Auffüllen eines Musikbogens mit Haltemustern erreicht man eine harmonische Kombination von Bewegung und Musik.

Visual preview (Vorschau)

Bei der Vorschaumethode führen die Teilnehmer noch eine bestimmte Bewegung oder ein Haltemuster aus, während der Instructor die kommende Bewegung oder Bewegungsfolge demonstriert, vorwegnimmt. Diese optische Demonstration bietet den Vorteil, dass die Teilnehmer das folgende zu erlernende Bewegungsmuster als Ganzes sehen und sich auf den Bewegungsablauf einstellen können. Einziges Hindernis bei dieser Methode ist, dass immer einige Teilnehmer versuchen werden, die vorgezeigte neue Bewegung sofort nachzumachen, ohne auf den pädagogischen Lernablauf Rücksicht zu nehmen. Dabei liegt es im Geschick des Lehrers, dies durch deutliches Cueing zu verhindern.

Layer (Aufschichtung)

Bekannte Bewegungen werden durch eine komplexere Bewegung ersetzt. Meistens handelt es sich dabei um eine Variation der bereits erlernten Bewegung. Nach Einüben einer Bewegungsfolge mit den Schritten A, B, C + D kann z.B. Schritt A + C modifiziert und dabei die Schwierigkeit erhöht werden (siehe Tabelle unten).

Armarbeit folgt Beinarbeit

Bei gleichzeitiger Ausführung von Bein- und Armbewegungen können bei einigen Teilnehmern, vor allem in Einsteigerkursen, Koordinationsschwierigkeiten auftreten. Die Lösung ist einfach: Lernen Sie zuerst die Beinbewegungen und fügen Sie dann die Armbewegungen dazu.

Tempowechsel

Bereitet eine komplexe Bewegung Probleme beim Erlernen, kann diese zunächst in halbem Tempo gelernt werden. Ein »Jumping-Jack« würde demnach 4 statt 2 Beats dauern. Danach das Tempo wieder verdoppeln.

Methodik der Aufschichtung				
Schritt	Grundform		Layer (Schritt A + C)	
A	8 Beats	Marching am Platz	8 Beats	Marching vor + rück
B	8 Beats	2 x V-Step	8 Beats	2 x V-Step
C	8 Beats	Marching am Platz	8 Beats	2 x Out-in
D	8 Beats	4 x Side-to-Side	8 Beats	4 x Side-to-Side

Block	Count	Leg first	Lower body	Direction	Direction auch als Zeichen möglich	Upper body
A	1–4	right	Double-Step-Touch	lat right	→	2 x Overhead
	5–8	left	Body-Turn	lat left	←	Natural-Swing
	1–4	left	Double-Step-Touch	lat left	←	2 x Overhead
	5–8	right	Body-Turn	lat right	→	Natural-Swing
	1–2	right	Squat	lat right	→	Hands-on-Knee
	3–4	both	2 x Jump	on place	⊙	Clap-Hands
	5–8	left	2 x Scoop	dgl fwd	↖	Clap-Hands
	1–4	left	Chassee	dgl bwd	↙	Push
	5–8	left	2 x Step-Touch	lat left	←	Natural-Swing
B	usw.					

Die schriftliche Ausarbeitung

Jede Choreografie oder Schrittkombination beruht auf einer Idee. Damit der Instructor morgen auch noch weiß, was er heute unterrichtet hat, notieren viele Profis ihre Ideen auf einem Blatt Papier. Ich habe sogar Kollegen kennen gelernt, die sich eigens einen Ordner mit Hunderten eigener und fremder Choreografien angelegt und fein säuberlich katalogisiert haben. Andere wiederum nehmen sich – aus welchen Gründen auch immer – nicht diese Zeit und kreieren ihren Unterricht zehn Minuten vor Beginn des Kurses. Das sind natürlich zwei Extreme, die sich grundsätzlich unterscheiden. Jedem Trainer bleibt es selbst über-

Tabelle oben:
Block: 1 Block besteht aus 32 Beats, also 4 x 8 Counts oder Zählzeiten.
Count: In dieser Spalte wird notiert, wie viele Counts die beschriebene Bewegung in Anspruch nimmt.
Leg first: Das Bein, mit welchem die beschriebene Bewegung beginnt.
Lower body: Die Bewegung, welche mit den Beinen (Unterkörper) ausgeführt wird.
Direction: Richtung, in welche die Bewegung ausgeführt wird, dabei bedeutet

fwd oder ↑	=	forward (vorwärts, nach vorne)
bwd oder ↓	=	backward (rückwärts, nach hinten)
lat oder ← →	=	lateral (seitwärts, zur Seite)
dgl oder ↘ ↗	=	diagonal (diagonal, schräg)
rotn oder ↻	=	rotation (Rotation, Umdrehung)
plc oder ⊙	=	place (am Platz, auf der Stelle)

Mit diesen Kürzeln ist es möglich, Raumwege kurz und knapp zu beschreiben. Kombinationen sind selbstverständlich auch möglich. So könnte eine 360°-Drehung am Platz mit folgender Kürzelkombination genannt werden: »rotn 360 plc« oder »↻ 360 ⊙«
Upper body: Bewegung, die mit den Armen ausgeführt wird.

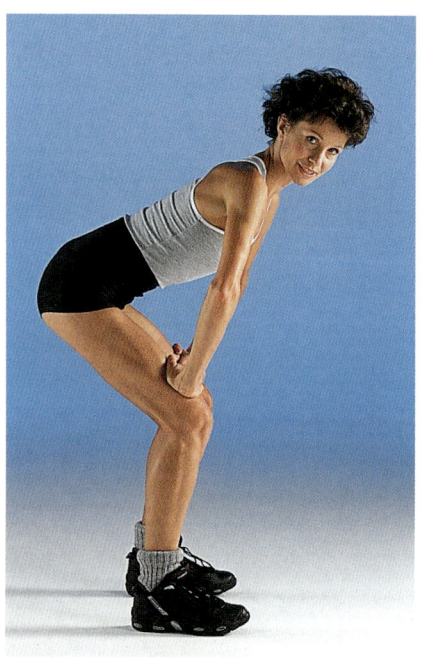

lassen, auf welche Art und Weise er sich auf seinen Unterricht vorbereitet.

Auf Seite 91 wird eine Möglichkeit vorgestellt, wie man Bewegung auf ein Blatt Papier notieren kann. Diese Methode kann selbstverständlich individuell modifiziert und abgewandelt werden.

Wie schon erwähnt dienen diese Beispiele nur als Anhaltspunkte. Als Instructor können Sie die hier verwendeten Kürzel nach Belieben ändern und weitere Spalten einfügen oder jene weglassen, die Ihnen unwichtig erscheinen. Wenn Sie sich als Trainer für eine schriftliche Ausarbeitung Ihrer Choreografien entscheiden, bedenken Sie bitte, dass Sie eine Gestaltung wählen, die später auch noch entschlüsselt werden kann.

TRAININGS-PROGRAMME

Grundsätzliche Auswahl der geeigneten Kurse

Als Aerobic-Neuling steht man meistens vor dem Kursplan wie vor einem Stadtplan einer fremden Stadt. Es ist deshalb unumgänglich, dass ein kompetenter Berater zur Stelle ist, der dabei hilft, über die persönlichen Voraussetzungen und Trainingsziele des Kunden das passende Aerobic-Programm zusammenzustellen. Diesem Prozess wird in der Praxis leider viel zu wenig Aufmerksamkeit geschenkt, so dass viele Teilnehmer hoch motiviert irgendwelche Kurse besuchen, um kurz danach das Training aufgrund der Folgen fehlerhafter Stundenauswahl wieder abzubrechen.

> Besser eine notwendige Beratung verschieben als von einem nicht qualifizierten Mitarbeiter durchführen zu lassen! Der Kursteilnehmer ist zwar momentan befriedigt (wenn überhaupt), aber spätestens wenn er merkt, dass ihm die falschen Kurse empfohlen worden sind, wird er an der Professionalität des Unternehmens zweifeln.

Da die große Anzahl der unterschiedlichen Kurse mit vielen verschiedenen Trainingsinhalten versehen sind und da jeder Teilnehmer mit seinen Wünschen, Trainingszielen und persönlichen Trainingsvoraussetzungen unzählige Möglichkeiten einer Programmauswahl hat, ist es nicht möglich, pauschale Empfehlungen auszusprechen. Die folgende Fragenauflistung soll Teilnehmern und verantwortlichen Beratern jedoch bei einer qualifizierten und richtigen Trainingsauswahl unterstützen. Bei der Formulierung der Fragen ist von Seiten des Teilnehmers ausgegangen worden:

▌ Treffe ich meine Auswahl aus den Kursen am Vormittag oder am Abend?

▌ Welche Kurse sind speziell für Einsteiger geeignet?

▌ Was will ich durch mein Aerobic-Training erreichen, welche Trainingsziele habe ich? Will ich abnehmen? Will ich meine Ausdauer verbessern? Will ich meine Figur verbessern? Will ich mein allgemeines Wohlbefinden verbessern?

▌ Habe ich bestimmte Trainingsziele, oder will ich nur »just for fun« an den Kursen teilnehmen?

▌ Welche körperlichen Beschwerden habe ich (Rückenschmerzen, Knieprobleme, Kreislaufbeschwerden u. a.), die mich an der Teilnahme bestimmter Kurse hindern, oder welche Kurse sind gerade dann empfehlenswert?

▌ Welchen Sport treibe ich zusätzlich? Benötige ich ein gezieltes Ausgleichstraining?

▌ Welche verschiedenen Kurse soll ich miteinander kobinieren, um mein Trainingsziel zu erreichen?

Trainingshäufigkeit und -intensität

Ist die grundsätzliche Auswahl der geeigneten Kurse getroffen, trägt die Anzahl, die Dauer und die Intensität der Trainingseinheiten wesentlich zum Erfolg oder Misserfolg des Trainings bei. Deshalb sollte für alle Sportler, insbesondere für Wieder- oder Neueinsteiger und in erster Linie für den Gesundheitssportler, folgender Grundsatz aus der Trainingslehre gelten:

> **Trainingsumfang geht vor Trainingsintensität!**

Eine zu hohe Beanspruchung des Körpers mit fehlenden oder zu kurzen Regenerationszeiten führt zwangsläufig zum Übertraining oder zu Überlastungsschäden des Körpers. Gerade Sportler, die schon lange keinen, oder Einsteiger, die noch nie Sport getrieben haben, versuchen oft durch kurzftistige Trainingsattacken mit viel zu hoher Belastung das aufzuholen, was sie jahrelang versäumt haben. Ein wirklich falsches Konzept, das zur Zerreißprobe für den Organismus werden kann. Die folgenden Informationen sollen jedem Aerobic-Sportler dazu verhelfen, seine individuellen Vor-

aussetzungen besser einschätzen zu können, seine Belastung zu steuern und seine persönlichen Belastungsgrenzen zu erkennen.

Trainingshäufigkeit

Als entscheidend für den gewünschten Trainingserfolg gilt die Forderung nach Regelmäßigkeit und Kontinuität. Dabei sind tägliche Belastungen von 10–20 Minuten durchaus nützlich, dennoch haben sie gegenüber länger andauernden Belastungen wesentliche Nachteile. So fehlt vor allem im Cardiotraining weitgehend der Trainingsfaktor Belastungsumfang und somit der gewünschte Effekt der Gewichtsreduzierung durch effektive Fettverbrennung. Weiterhin können bei 10-Minuten-Programmen die empfohlenen Phasen einer Aerobic-Trainingseinheit nicht eingehalten werden. Bereits das gesundheitlich orientierte Warm-up würde diese Zeit schon in Anspruch nehmen. Es müsste sofort mit dem Hauptteil begonnen werden, was insbesondere bei älteren Sporttreibenden zu erhöhter Verletzungsgefahr führen würde.

Das Minimalprogramm

Unter Minimalprogramm versteht man ein Aerobic-Training, das mindestens durchgeführt werden muss, um nennenswerte positive Effekte zu erzielen. Dabei gilt als Anpassungsschwelle ein zweimaliges 45- bis 60-minütiges Training pro Woche. Wer seltener trainiert, fängt quasi immer wieder von vorne an. Bei diesen beiden wöchentlichen Trainingseinheiten sollte der ganze Körper gleichmäßig belastet werden, also im Ausdauer- und Kraftbereich. Dazu eignen sich besonders Kurse, die inhaltlich die Komponenten Ausdauer und Kraft kombinieren, z. B. Intervall-Aerobic oder Total Body Conditioning. Da beim Untrainierten die Steigerung der Leistungsfähigkeit sehr hoch ist, erreicht er nach einigen Wochen ein Leistungsplateau, das dann durch die Erhöhung der Trainingshäufigkeit gesteigert werden kann. Die Trainingsintensität sollte die gleiche bleiben.

Das Optimalprogramm

Das Optimalprogramm kann nur individuell bestimmt werden. Man sagt, bei einer wöchentlichen Belastung, von der ab ein noch weiter gesteigerter Trainingsaufwand nicht mehr im Verhältnis zur dann noch möglichen Verbesserung der Gesundheitseffekte steht, kann als Optimalprogramm bezeichnet werden.

Trainingsintensität

Es gibt verschiedene Parameter, über die man die optimale Belastungsintensität in der jeweiligen Trainingseinheit herausfinden kann. Manche davon sind jedoch sehr zeitaufwendig und umständlich und im freizeitorientierten Aerobic-Sport schwer durchzuführen. Relativ gut bewährt haben sich die Be-

lastungssteuerung über die Signale des Körpers und den Trainingspuls.

Belastungssteuerung über die Signale des Körpers

Gerade der Aerobic-Anfänger verlässt sich gerne auf Trainingsempfehlungen aus Zeitschriften oder auf persönliche Ratschläge von Profis. Dieses Training wird dann stur eingehalten, ohne darauf zu achten, wie der Körper reagiert. Aufgrund der noch nicht ausgebildeten Sensibilität gegenüber dem eigenen Körper und fehlender Trainingserfahrung werden bestimmte Signale nicht erkannt und übergangen. Ein persönlicher Instructor, der bei jedem Training an der Seite des Ausführenden steht und seine Übungen überwacht, ist zwar sinnvoll, jedoch teuer und außerdem im Gruppentraining nicht durchführbar. Je nachdem wie groß die Gruppe ist, kann sich auch der Lehrer nicht so intensiv um jeden Einzelnen kümmern, wie es vielleicht sinnvoll wäre. Deshalb muss der Sportler die Sprache des eigenen Körpers kennen lernen, um selbständig individuell auf Überlastung reagieren zu können. Deutliche Kennzeichen einer Überlastung sind.

- Muskelschmerzen
- Gelenkschmerzen
- Atemnot oder -beschwerden
- Herzrasen oder zu hohe Herzfrequenz
- »Weißes Mund-Nasen-Dreieck«
- Tiefrote Gesichtsfarbe
- Schwindelgefühl

▌Konzentrationsverlust mit gleichzeitigem Nachlassen der Koordinationsfähigkeit

Treten eine oder mehrere dieser Symptome auf, sollte die Belastungsintensität unverzüglich reduziert oder das Training abgebrochen werden!

Das Gefühl während des Trainings und danach entscheidet oft über die weitere Ausführung. Beim ausdauerorientierten Aerobic-Training gilt es die Trainingsintensität so zu wählen, dass man mit seinem Trainingspartner noch ein zusammenhängendes Gespräch führen könnte. Dieser so genannte »Sprech-Test« ist nach wie vor ein gutes Kriterium zur Belastungssteuerung. Eine weitere aussagekräftige Methode ist die Steuerung über den Trainingspuls.

Belastungssteuerung über den Trainingspuls

Wie bereits beschrieben unterscheiden wir verschiedene Pulsfrequenzen. Mittels eines Pulsfrequenzmessgeräts, das im Sportfachhandel in unterschiedlichen Preiskategorien erhältlich ist, können wir während einer Aerobic-Trainingseinheit sehr gut unser Herzfrequenzverhalten kontrollieren und über die Bewegungsqualität steuern. Da nicht alle Teilnehmer eines Kurses das gleiche Trainingsniveau haben, gelten entsprechend unterschiedliche Pulswerte als

empfohlen. Wegen ihrer praktikablen Anwendbarkeit haben sich folgende Formeln gut bewährt:

1. Untrainierte und ältere Personen

(Maximale Herzfrequenz : 100) x 60 % = Trainingspuls

2. Trainierte Personen

(Maximale Herzfrequenz : 100) x 85 % = Trainingspuls

Trainingsanpassung

In der Sportbiologie versteht man unter Trainingsanpassung eine organische und funktionelle Umstellung des Organismus aufgrund wiederkehrender Trainingsbelastungen und -reize. Zu Beginn einer sportlichen Betätigung besitzt der Trainierende ein individuelles Niveau seiner persönlichen Leistungsfähigkeit und Beschaffenheit seiner körperlichen Strukturen. Ob dieses Ausgangsniveau hoch oder niedrig ist, spielt im Zusammenhang der Definition des Begriffs Trainingsanpassung eine untergeordnete Rolle. Ebenfalls werden im Folgenden die Einflussfaktoren Alter, Geschlecht, Qualität und Quantität der Belastung, soziale, psychologische sowie biorhythmische Faktoren und Ernährung nicht berücksichtigt. In den vorangegangenen Kapiteln sind bereits einige Anpassungserscheinungen veschiedener Strukturen des Körpers erwähnt worden. Der Körper reagiert also, indem er sich anpasst. Dabei gilt, dass zu hohe Reize dem Körper schaden, zu niedrige ihm nichts nützen. Für den freizeitorientierten Gesundheitssportler sind individuell ausgerichtete mittlere Reize von Bedeutung. Im Zweifelsfalle gilt die Regel:

Weniger ist mehr!

Denn die verschiedenen Funktionssysteme und Strukturen des Körpers passen sich sportlichen Belastungen unterschiedlich schnell an. So spüren wir im psychisch-vegetativen Bereich schon kurz nach dem Sport positive Auswirkungen. Wir werden ruhiger, zufriedener und ausgeglichener. Auch das Herz-Kreislauf-System wird als eines der ersten Systeme leistungsfähiger. Schon nach einigen Wochen können wir Ausdauerbelastungen länger widerstehen, ohne außer Atem zu kommen.

Dies verführt nicht nur Einsteiger dazu, die Trainingsdauer und -intensität viel zu früh zu forcieren. Da Muskeln, Sehnen, Gelenke und Bänder teilweise Monate oder sogar Jahre benötigen, um sich an die erhöhte Belastung anzupassen, sind Fuß-, Knie- oder Rückenbeschwerden oft der Grund, dass das Training eingestellt wird.

Eine vernünftige und behutsame Steigerung der Trainingsbelastung ist deshalb sehr wichtig, will man über einen möglichst langen Zeitraum ohne körperliche Probleme dem Aerobic-Sport nachgehen. Eine Trainingssteigerung erfolgt grundsätzlich zuerst über den Umfang und erst danach über die Intensität.

Superkompensation

Während sportlicher Belastung kommt es kontinuierlich zum Leistungsabfall. Nach dem Training, also während der Erholungs- und Regenerationsphase, steigt die energetische Leistungsfähigkeit über das Ausgangsniveau hinaus. Diesen Prozess der überschießenden Wiederherstellung nennt man Superkompensation. Er beschreibt die Trainingsanpassung bezüglich der trainingsbedingten Veränderungen des Energiestoffwechsels und ist der Schlüssel zur Verbesserung der Leistungsfähigkeit (s. Grafik S. 98). Zur kontinuierlichen Verbesserung des persönlichen Trainingszustands ist es notwendig, aufeinander folgende Trainingseinheiten jeweils in die Phase der Superkompensation zu legen. Bleiben weitere Trainingsbelastungen aus, wird allmählich wieder das Ausgangsniveau erreicht. Wird die Belastung wiederholt zu früh gesetzt, also in den Phasen, in denen der Körper nicht mindestens sein Ausgangsniveau erreicht hat, hat dies einen kontinuierlichen Leistungsabfall zur Folge.

Prinzip der Superkompensation in seinen 3 Phasen

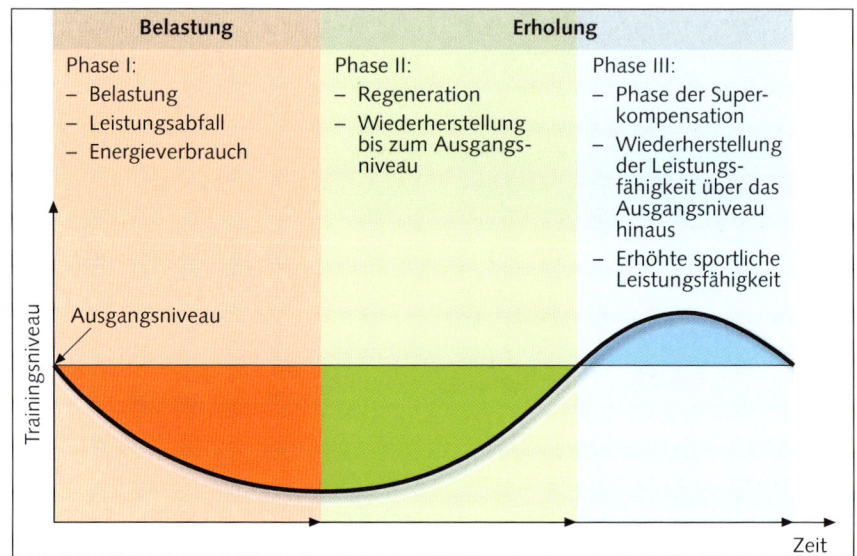

Belastung	**Erholung**
Phase I:	Phase II:	Phase III:

Phase I:
– Belastung
– Leistungsabfall
– Energieverbrauch

Phase II:
– Regeneration
– Wiederherstellung bis zum Ausgangsniveau

Phase III:
– Phase der Superkompensation
– Wiederherstellung der Leistungsfähigkeit über das Ausgangsniveau hinaus
– Erhöhte sportliche Leistungsfähigkeit

Ausgangsniveau

Trainingsniveau

Zeit

Leistungssteigerung bei richtig gesetztem neuen Trainingsreiz

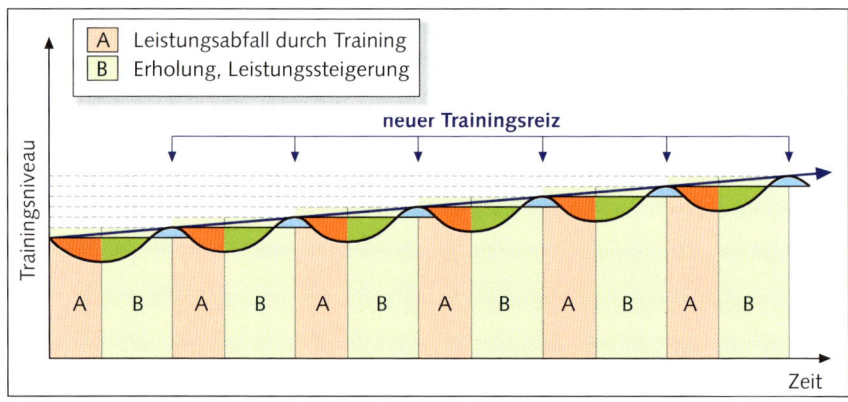

A — Leistungsabfall durch Training
B — Erholung, Leistungssteigerung

neuer Trainingsreiz

Trainingsniveau

A B A B A B A B A B A B

Zeit

Leistungsabfall bei zu früh gesetztem neuen Trainingsreiz

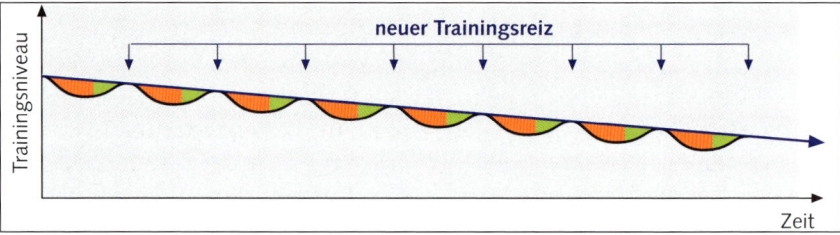

neuer Trainingsreiz

Trainingsniveau

Zeit

Trainingsempfehlungen

Eine Trainingsempfehlung für einen Menschen auszusprechen, den man noch nie gesehen hat, ist nicht möglich. Zeitschriften und Bücher sind zwar voll mit Trainingsplänen, die von vielen Lesern unvoreingenommen ausgeführt werden, ein Autor oder Redakteur kennt jedoch keinen einzigen seiner Leser. Er weiß weder über deren individuelle Statik der Wirbelsäule Bescheid, noch kennt er irgendeine Leistungseinschränkung. Die folgenden Empfehlungen sind deshalb nicht uneingeschränkt anzuwenden und schon deshalb nicht mit definitiven Daten bespickt. Obwohl alle Aussagen selbstverständlich Gültigkeit besitzen, empfehle ich trotzdem die persönliche Beratung eines kompetenten Trainers von Angesicht zu Angesicht. Dieser kann nach einem eingehenden Gespräch und einem persönlichen Fitness-Test am besten beurteilen, welches Training für Sie am sinnvollsten ist und mit welchen Kursen Sie am schnellsten Ihr Trainingsziel erreichen.

Trainingsempfehlung für die allgemeine Fitness und Grundlagenprogramm

Allgemeine Fitness – was ist das eigentlich? Das Wort Fitness ist schon kleinen Kindern geläufig und irgendwie meinen wir alle das Gleiche damit. Wer fit ist, ist körperlich und geistig in Form, wer fit ist, fühlt sich gut. Wer Fitness macht, ertüchtigt seinen Körper. So oder ähnlich würde wohl jeder den Begriff, der aus dem Amerikanischen stammt, definieren.

Fitness stellt einen wichtigen Aspekt im Rahmen einer umfassenden Gesundheitsförderung dar. Dazu gehört nicht nur die gezielte Bewegung, sondern auch die gesunde Ernährung und ein optimales Verhältnis von fettfreier Körpermasse zum Körperfett. Von der Ernährung einmal abgesehen, können wir verschiedene Elemente als gesundheitsorientierte Fitness-Faktoren bezeichnen:

➤ **Aerobe Ausdauer:** Beim aeroben Ausdauertraining halten sich Sauerstoffbedarf und Sauerstoffangebot die Waage. Dies gelingt im Allgemeinen bei mäßiger Intensität. Tiefgreifende, positive Effekte kommen hierbei zum Tragen.

➤ **Kraftausdauer:** Das Trainieren der großen Muskelgruppen macht unsere Muskeln ausdauernder und formt den Körper im Ganzen. Eine gute Kraftausdauer unterstützt den passiven Bewegungsapparat in seinen Funktionen, schützt die Gelenke und die Wirbelsäule,

➤ **Beweglichkeit:** Eine individuell optimale Beweglichkeit trägt dazu bei, muskuläre Dysbalancen zu vermeiden. Der Körper bleibt in seinen Bewegungen geschmeidig. Beweglichkeitstraining verbessert die Muskeldurchblutung und kann Verspannungen verhindern und beseitigen.

➤ **Koordinationsfähigkeit:** Flüssige und sichere Bewegungen resultieren aus einer guten Koordinationsfähigkeit (sogar das einfache Gehen ist das koordinative Zusammenspiel von Nervensignalen und Muskelaktivität) und dem optimalen Zusammenspiel von Kraft und Beweglichkeit. Wer sich sicher bewegt, hat ein vermindertes Sturz- und Verletzungsrisiko.

➤ **Entspannungsfähigkeit:** Jeder kann entspannen, egal wie wenig Zeit oder Erfahrung er auf diesem Gebiet hat! Leicht erlernbare Methoden helfen, den vielfältigen Stressfaktoren entgegenzuwirken.

So unterschiedlich die Inhalte dieser Elemente sind, so vielfältig sollte auch das Training für eine allgemeine Fitness sein. Und das Beste daran: Es ist nie zu spät, damit anzufangen! Denn die Anpassungsfähigkeit aller menschlichen Funktionsbereiche kann ein ganzes Leben lang genutzt werden.

Allgemeines

Die Ausgangssituation eines jeden Sportlers, der heute mit dem Training beginnt, ist so unterschiedlich wie die Form der Äpfel, die an einem einzigen Baum hängen. Damit soll ausgedrückt werden, dass wir zwar alle Menschen sind, aber sehr differenzierte Fähigkeiten, Leistungsmerkmale und Interessen aufweisen. Um allgemein fit zu werden, müssen wir jedoch sämtliche oben erwähnten Elemente in unser Aktivitäts-

programm mit einbeziehen. Da ist es gut zu wissen, dass es nicht nur eine einzige Möglichkeit gibt, seine aerobe Ausdauer zu verbessern oder seine Kraftausdauer zu schulen. Der Aerobic-Sektor bietet uns vielfältige Wege, die unterschiedlichen Elemente zu trainieren. Jeder Einsteiger hat mit der großen Auswahl der Kurse Gelegenheit, sein individuelles Trainingsprogramm nach persönlichen Bedürfnissen und Wünschen zusammenzustellen.

Empfehlenswert

Grundsätzlich sind alle Kurse empfehlenswert, die speziell für Einsteiger angeboten werden. Um ein möglichst ganzheitliches Training zu erfahren, ist eine ausgewogene Kursauswahl notwendig. Besuchen Sie Cardio Workouts genauso wie Floorwork- und Entspannungs-Kurse und versuchen Sie auch innerhalb dieser Kategorien ein abwechslungsreiches Training zu absolvieren. Wählen Sie also im Floorwork-Bereich nicht immer nur Kurse, welche die klassischen Problemzonen trainieren, sondern auch Rückenkurse oder Trainingseinheiten, bei denen alle großen Muskelgruppen im Körper beansprucht werden, um ein muskuläres Gleichgewicht zu schaffen.

Nicht empfehlenswert

Zum Einstieg in das Aerobic-Training sind Fortgeschrittenenkurse tabu. Versuchen Sie unter keinen Umständen in wenigen Wochen das aufzuholen, was Sie in den letzten Jahren versäumt haben! Geben Sie sich und Ihrem Körper genügend Zeit, sich dem Training anzupassen und ein bestimmtes Fitness-Niveau zu erreichen. Ungeduld wird mit Misserfolg bestraft!

> Orientieren Sie sich niemals an der Leistungsfähigkeit anderer, sondern legen Sie Ihre Konzentration auf sich selbst. Beachten Sie die Signale Ihres Körpers!

Trainingshinweise

▌ Denken Sie in den ersten Wochen nicht zwingend an eine Leistungsverbesserung, sondern lassen Sie Ihrem Körper die nötige Zeit, sich an ein regelmäßiges Training zu gewöhnen!

▌ Besuchen Sie am Anfang Kurse, die verstärkt Ihre Ausdauer verbessern! Beginnen Sie Ihr Ausdauertraining mit einem Trainingspuls von 160 minus Lebensalter!

▌ Danach kombinieren Sie Ihr bisheriges Training mit Kraftausdauerkursen, in denen das Training auf den ganzen Körper ausgerichtet ist!

▌ Achten Sie auf ein ganzheitliches Training! Besuchen Sie nicht ausschließlich Kurse, in denen nur eine bestimmte Zone des Körpers trainiert wird! Kombinieren Sie Ihr Training nach Bedarf mit Entspannungskursen und solchen, die speziell die Beweglichkeit verbessern!

▌ Beginnen Sie auf jeden Fall mit speziell für Einsteiger gekennzeichneten Kursen!

▌ Achten Sie auf eine ausgewogene Balance von Belastungs- und aktiven Entspannungsphasen!

▌ Trainieren Sie ab Beginn Ihrer Aerobic-Laufbahn mit einem Trainingspartner! Das erhöht Ihre Motivation auf längere Sicht und Sie bleiben am Ball!

▌ Verfolgen Sie kontinuierlich die Verbesserung Ihrer Fitness! Kontrollieren Sie mindestens einmal pro Woche Ihren Ruhepuls und machen Sie sich Notizen darüber, damit Sie Ihren persönlichen Fortschritt erkennen!

▌ Bedenken Sie, dass der Trainingsfortschritt nicht geradlinig zu erzwingen ist, sondern Höhen und Tiefen aufweist! Der Erfolg verläuft wellenförmig! Führen Sie ein Trainingstagebuch! Bewegt sich Ihre Motivation doch einmal zum Tiefpunkt hin, gönnen Sie sich ohne schlechtes Gewissen ruhig eine ein- bis zweiwöchige Pause!

▌ Bedenken Sie, dass die verschiedenen Strukturen und Systeme im Körper unterschiedliche Anpassungsgeschwindigkeiten haben! Was der Muskel schon schafft, kann für die dazugehörige Sehne eine Überforderung darstellen!

▌ Beobachten Sie Ihren Körper und lernen Sie seine Signale zu lesen!

▌ Erfolgreiches Training wird von vernünftiger Ausrüstung begleitet! Achten Sie auf funktionelle Kleidung und gutes Schuhwerk!

❚ Lassen Sie sich regelmäßig von einem erfahrenen Trainer beraten!

❚ Denken Sie daran: Der Aerobic-Sport ist kein Kampf, es gibt keine Gegner! Der einzige Widersacher ist Ihr »innerer Schweinehund«!

Traingsempfehlung zur Gewichtsreduzierung

Der von gesunden Personen wohl am häufigsten genannte Grund für die Aufnahme eines Aerobic-Trainings ist die Gewichtsreduzierung. Rund 40 % der Bevölkerung gelten aus medizinischer Sicht als zu schwer. Die persönliche Diagnose ist hierbei natürlich nicht mit eingerechnet. Vorweg ist eine wichtige Tatsache zu nennen:

Wer zu viel wiegt, nimmt in der Regel mehr Kalorien zu sich, als er verbrauchen kann. Mit Hungern und strengem Diäthalten kann jedoch niemand auf Dauer eine »gute Figur machen«. Vielmehr ist aerobes Ausdauertraining in Verbindung mit einer sinnvollen und richtigen Ernährungsumstellung notwendig, um auf Dauer Erfolg zu haben.

Allgemeines

Gerade beim Ziel der Gewichtsreduzierung ist die optimale Trainingsintensität, gemessen am Trainingspuls, eine ausschlaggebende Erfolgskomponente. Über Herzfrequenz und Trainingspuls haben Sie bis zu diesem Absatz schon einiges gelernt. Jetzt sind Sie an der Reihe – setzen Sie Ihr Wissen in die Praxis um!

Die Fettverbrennung ist von einer ausreichenden Sauerstoffzufuhr abhängig. Deshalb ist es so wichtig, eine moderate Trainingsintensität zu wählen, bei der Atmungs- und Herzfrequenz im Einklang miteinander sind. Bei dieser Intensität wächst die Fettverbrennung (Energiegewinnung durch freie Fettsäuren) kontinuierlich an und erreicht nach ca. 30 Minuten annähernd ihr Höchstmaß. Doch was versteht man unter »moderat«, wie hoch darf der Trainingspuls sein? Da wir uns in diesem Buch auf eine von vielen existierenden Formeln zur Berechnung von Trainingsherzfrequenzen geeinigt haben, gibt es auch hierzu einen akzeptablen Vorschlag: Trainieren Sie mit ca. 65–70 % Ihrer maximalen Herzfrequenz. Die Berechnungsformel am Beispiel 70 % dazu lautet:

(220 minus Lebensalter) x 70 % = Trainingsherzfrequenz

Bei einigen Sportlern entsteht bei diesem relativ niedrigen Puls oft das Gefühl der Unterforderung. Man darf sich jedoch nicht täuschen lassen, denn dies ist genau die richtige Intensität, um eine ausreichende Sauerstoffzufuhr durch eine korrekte und tiefe Atmung zu gewährleisten.

Empfehlenswert

Empfohlen werden können alle ausdauerorientierten Aerobic-Kurse, in denen

Ihre individuelle Trainingsherzfrequenz eingehalten werden kann. Also Trainingseinheiten, die durch eine gleichmäßige und lang andauernde Cardiophase gekennzeichnet sind. Je nach individuellem Trainingsniveau können dies Einsteiger- oder Fortgeschrittenenkurse sein. Zur Steigerung der Leistungsfähigkeit können bei regelmäßigem Training später auch Intervall-Kurse (Low-/High-Impact) besucht werden, in denen der empfohlene Puls für kurze Zeit überschritten wird. Zwei bis drei Trainingseinheiten pro Woche mit jeweils ein bis zwei Tagen Pause sind empfehlenswert.

Nicht empfehlenswert

Solche Kurse, bei denen die empfohlene Trainingsherzfrequenz auf Dauer überschritten wird, sollten gemieden werden. Zwar kann man durch eine Verringerung der Bewegungsqualität (kleine und kraftlose Bewegungen) den Trainingspuls senken, jedoch stellt sich die Frage, ob dies in Ihrem Interesse liegt. Als Einsteiger oder bei hohem Übergewicht sollten Sie Kurse, in denen gesprungen wird, unbedingt vermeiden, um die Belastung auf Gelenke, Knochen und Wirbelsäule zu minimieren und somit Überlastungen vorzubeugen.

Trainingshinweise

❚ Achten Sie in allen besuchten Kursen auf eine gleichmäßige und tiefe Atmung. Trainieren Sie ohne dass Sie ins Schnaufen kommen! Denken Sie an den »Sprech-Test«!

❚ Bei der Aufnahme bzw. Wiederaufnahme der sportlichen Betätigung ist die Belastungssteigerung stets zunächst über eine Umfangs- und erst später über eine Intensitätssteigerung zu betreiben. Somit haben der Bewegungsapparat und das cardiopulmonale System ausreichend Zeit für eine allmähliche Adaption an die Belastung.

❚ Kontrollieren Sie während des Trainings Ihren Puls und steuern Sie ihn über die Bewegungsqualität!

❚ Um Ihre Trainingsmotivation aufrecht zu erhalten, suchen Sie sich am besten einen Trainingspartner und besuchen Sie nur Kurse, die Ihnen Spaß machen!

❚ Gerade bei den sehr bewegungsintensiven Aerobic-Kursen sollten Sie auf geeignetes Schuhwerk Wert legen! Lassen Sie sich im Fachhandel beraten!

❚ Achten Sie auf eine kontinuierliche Flüssigkeitszufuhr! Pro Stunde Training ist ein Liter Flüssigkeit, zusätzlich zum empfohlenen Tagesbedarf, ratsam.

❚ Besser mehrere Trainingseinheiten absolvieren als wenige mit zu hoher Intensität!

Trainingsempfehlung zum Figur formen

Die eigene Figur zu formen, also Body-Shaping oder Body-Styling zu betreiben, ist ebenfalls ein Wunsch vor allem vieler weiblicher Aerobic-Sportler. Entsprechend gut sind speziell für diesen Zweck gekennzeichnete Kurse besucht. In früheren Jahren nannte man sie einfach »Floorwork«, obwohl nicht alle Übungen am Boden ausgeführt wurden und auch heute nicht werden. Durch den Einsatz von kleinen Zusatzgeräten (Gymnastikhanteln, elastische Bänder etc.) sind die Stunden sehr abwechslungsreich und differenzierter geworden.

Die klassischen Bauch-Beine-Po-Kurse sind nach wie vor ein fester Bestandteil eines jeden Kursplans. Dazu haben sich Kurse gesellt, die das inhaltliche Programm als Namen besitzen, wie z. B. Trainingseinheiten unter Verwendung von Langhanteln und/oder Kurzhanteln, Styling-Kurse mit einem bestimmten Zusatzgerät oder Kurse, die Fett verbrennendes Ausdauertraining mit Gewebe straffenden Übungen kombinieren. Durch die Vielfalt der angebotenen Kurse hat jeder Teilnehmer die Möglichkeit, sein Programm entsprechend seines Trainingsziels und seines Geschmacks zusammenzustellen.

Allgemeines

Der klassische 60-minütige Body-Styling-Kurs (z. B. BBP oder P-Class) ist unterteilt in ein kurzes Warm-up, verschiedene Übungen im Stand und am Boden und ein Cool-down. Das Warm-up besteht sinnvollerweise aus einfachen Low-Impact-Bewegungen, die einfach nachzuvollziehen sind. Es wird keine Choreografie gelernt. Die Übungen im

Hauptteil zeichnen sich durch viele Wiederholungen mit geringem Gewicht (also Widerstände, die durch das eigene Körpergewicht oder Zusatzgeräte entstehen) aus. Durch diese Trainingsmethode wächst der Muskel nur in geringem Maße, er wird vielmehr widerstandsfähiger gegen Belastung, da die Muskelausdauer trainiert wird.

Die Body-Styling-Kurse sind unter anderem für Einsteiger sehr gut geeignet, da, wie bereits erwähnt, keine komplexe Schrittkombination erlernt werden muss und weil im Floowork-Teil die einzelnen Übungen ohne weiteres vom Teilnehmer selbständig frühzeitig beendet werden können, wenn er noch nicht so gut trainiert ist. Durch den frühzeitigen Abbruch entstehen keinerlei nachteiligen Wirkungen auf den Trainingserfolg. Die Pause bis zur nächsten Übung verlängert sich dadurch automatisch. Bei regelmäßigem Besuch des Kurses wird auch der weniger trainierte Einsteiger sein Trainingsniveau erhöhen und somit alle Übungen vollständig ausführen können. Werden in den Kursen Zusatzgeräte verwendet, kann der Teilnehmer jeweils den leichtesten Widerstand wählen (leichteste Hanteln, Gummiband mit geringstem Widerstand usw.).

Empfehlenswert

Alle Kurse, in denen die gewünschten Zonen des Körpers trainiert werden, können empfohlen werden. Einsteiger wählen in den ersten Wochen am besten

Kurse, in denen ohne Zusatzgeräte trainiert wird, damit die Belastung anfangs nicht zu hoch ist und damit Bewegungsabläufe erst ohne einen erhöhten Schwierigkeitsfaktor erlernt werden können. Trainieren Sie zwei- bis dreimal pro Woche jeweils 45 bis 60 Minuten, um den entsprechenden Trainingserfolg zu gewährleisten. Besuchen Sie ruhig verschiedene Kurse von unterschiedlichen Instructoren, so lernen und trainieren Sie vielseitig, da jeder Trainer unterschiedliche Übungen und Methoden verwendet. Zwischen den einzelnen Trainingseinheiten machen Sie am besten ein bis zwei Tage Pause, um dem Körper die notwendige Regeneration zu ermöglichen. Bei dem zusätzlichen Wunsch, Ihr Gewicht zu reduzieren, informieren Sie sich bitte im Kapitel »Trainingsempfehlung zur Gewichtsreduzierung« (S. 102).

Nicht empfehlenswert

Für ein ausgewogenes Body-Styling-Programm ist der ausschließliche Besuch von Kursen, in denen nur eine bestimmte Zone des Körpers trainiert wird, auf Dauer nicht geeignet.

Trainingshinweise

❚ Um ein ausgewogenes muskuläres Training zu garantieren, empfiehlt es sich, einmal wöchentlich einen speziellen Rücken-Kurs zu besuchen, da erfahrungsgemäß diese Partie in den klassischen Body-Styling-Kursen eher vernachlässigt wird!

❚ Bei Kursen, in denen Gummibänder verwendet werden, sollten Sie Ihr Band vor Benutzung auf kleine Risse kontrollieren, um Verletzungen zu vermeiden!
❚ Verwenden Sie im Training stets eine Matte, um die Druckbelastung auf Knochen und Gelenke zu reduzieren!
❚ Führen Sie alle Kräftigungsübungen kontrolliert, fließend und kraftvoll aus. Ruckartige Bewegungen vermeiden!
❚ Atmen Sie während der Übungsausführung ruhig und gleichmäßig – bei Muskelanspannung aus, bei Entspannung ein!
❚ Verwenden Sie bei Ihrer Kleidung das »Zwiebelschalenprinzip«! So können Sie flexibel auf Ihre Körpertemperatur reagieren und beugen Erkältungskrankheiten vor.

Traingsempfehlung für Ältere

Studiobesitzer oder Aerobic-Koordinatoren stehen häufig vor dem Problem, ein »altersgerechtes« Sportprogramm anzubieten. Meistens mangelt es an spezifischem Fachwissen, das benötigt wird, um die Senioren individuell zu bedienen. Dabei wäre es ein Leichtes, sich auf die immer größer werdende Zielgruppe der älteren Sportler einzustellen. Bei Sportvereinen kann man schon eher erkennen, dass der Markt der »50-plus-Sportler« nicht in den Hintergrund gerückt wird. Ein Vergleich der Angebote in den verschiedenen Sportstätten lohnt sich für den Interessenten auf jeden Fall.

Allgemeines

Der Begriff »Alter« wird in der Literatur oft in unterschiedlichen Zusammenhängen erläutert. Wer kalendarisch, also laut seinem Geburtsjahr, als alt gilt, muss biologisch, also bezüglich der Beschaffenheit seines Organismus, noch lange nicht zum alten Eisen gehören.

Höchstleistungen sind aufgrund der altersbedingten Veränderungen im Bereich der einzelnen Organe zwar nicht mehr möglich, jedoch sollte dies kein Grund sein, keinen Sport mehr zu betreiben oder damit nicht zu beginnen.

Untersuchungen an älteren Sportlern haben gezeigt, dass die gezielte Aktivität einen günstigen Einfluss auf den funktionellen Zustand des Organismus und damit auf sein Leistungsvermögen ausübt. Älteren Sporttreibenden gelingt es tatsächlich, in Bezug auf ihr biologisches Alter 10–20 Jahre jünger zu sein als Nichtsportler der entsprechenden Altersgruppe. Diese Tatsache allein sollte schon Ansporn genug sein, sofort mit dem Gymnastik- oder Aerobic-Training zu beginnen!

Ältere Menschen sollten sich vor Beginn der sportlichen Aktivität auf jeden Fall auf ihre sportliche Tauglichkeit hin von einem Arzt untersuchen lassen. Die im Folgenden erwähnten Trainingsempfehlungen können wegen der differenzierten Organbeschaffenheit der einzelnen Teilnehmer nur Richtlinien darstellen.

Empfehlenswert

Günstig sind alle muskelkräftigenden Kurse wie z. B Bauch-Beine-Po, Work Out oder Wirbelsäulengymnastik. Beim Gruppentraining unter Verwendung von Gewichten oder Hantelstangen wie z. B. Body Pump™ muss der Teilnehmer darauf achten, dass ein Gewicht gewählt wird, das seinen physiologischen Voraussetzungen entspricht. Also besser ein Kilo weniger als eins zuviel! Bei ausdauerotientierten Aerobic-Programmen sollten aufgrund der Trainingsintensität nur speziell gekennzeichnete Einsteigerkurse gewählt werden. Auf jeden Fall ist darauf zu achten, dass das Cardiotraining im Low-Impact-Bereich stattfindet. Dies schont Knochen und Gelenke und führt trotzdem zu einem Trainingseffekt.

Nicht empfehlenswert

Alle Cardiokurse im High-Impact-Bereich, also Training mit Hüpf- oder Sprungbewegungen, sind nicht empfehlenswert. Auch der Besuch von Kursen, in denen komplizierte Choreografien gelehrt werden, ist aufgrund der erhöhten Anforderung an die Koordination weniger vernünftig. Um eine sichere und korrekte Bewegungsausführung zu gewährleisten, wählen Sie am besten Kurse, in denen einfache Schrittkombinationen durchgeführt werden. Das Risiko einer Verletzung wird somit vermindert. Im Kräftigungsbereich sind alle Kurse zu meiden, in denen man ein verwendetes

Gewicht nicht individuell an seine Bedürfnisse anpassen kann.

Trainingshinweise

❚ Bei der Aufnahme bzw. Wiederaufnahme der sportlichen Betätigung ist die Belastungssteigerung stets zunächst über eine Umfangs- und erst später sehr vorsichtig über eine Intensitätssteigerung zu betreiben. Somit haben der Bewegungsapparat und das cardiopulmonale System ausreichend Zeit für eine allmähliche Adaption an die Belastung.
❚ Als messbaren Belastungswert beim Ausdauertraining ist die Herzfrequenz heranzuziehen. Ein Puls von 180 minus Lebensalter ist empfehlenswert. Dieser Wert ist jedoch unbedingt den individuellen Bewegungsgewohnheiten anzupassen!
❚ Einsteiger sollten intervallartige Belastungen (Cardio-Kraft) bevorzugen, also einen kontinuierlichen Wechsel aus Belastung und aktiver Erholung!
❚ Bei Kursen zur Kräftigung der Muskulatur muss ohne Pressatmung trainiert werden!
❚ Vor Beginn der sportlichen Aktivität sollte sich jeder Neu- oder Wiedereinsteiger von einem Arzt auf seine Sporttauglichkeit hin untersuchen lassen!

Traingsempfehlung bei Rückenbeschwerden

Der Mensch hat sich entgegen seiner Natur zum Sitzwesen entwickelt. Durch fehlende körperliche Beanspruchung ist die stabilisierende und schützende Muskulatur des Rückens bei vielen Menschen nicht genug ausgebildet, mit der Folge, dass frühe Verschleißerscheinungen, Schädigungen oder eine reduzierte Belastungsfähigkeit nicht ausbleiben. Boeck-Behrens sagt dazu: »Eine Wirbelsäule ist so gut oder so schlecht wie die sie haltende Muskulatur«.
Ungefähr 80 % der bundesdeutschen Bevölkerung müssen mindestens einmal im Leben wegen Rückenbeschwerden in ärztliche Behandlung. Manchmal haben die Schmerzen nur eine geringfügige Ursache, wie z. B. momentane Stressbelastung oder Verspannungen im Nackenbereich, manchmal können auch massivere Ursachen vorliegen wie z. B. ein akuter Bandscheibenprolaps oder eine Muskelentzündung.

Allgemeines

Da der Rücken mit seinen beteiligten Strukturen (Wirbel, Bandscheiben, Bänder, Sehnen, Muskeln, Nerven) ein außergewöhnlich komplexes Gefüge darstellt und vorhandene Schmerzen nicht nur anatomische, sondern auch psychische Ursachen haben können, sind Diagnose und Behandlung oft schwierig. Meistens liegen den Beschwerden jedoch eine unzureichende muskuläre Stabilisierung aufgrund fehlender gezielter körperlicher Aktivität und einem gleichzeitigen rückenfeindlichen Alltagsverhalten zu Grunde. Jeder

Geplagte kann also für sich selbst zur präventiven Vorbeugung gegen Rückenbeschwerden und auch zur Therapie von bereits vorhandenen Schmerzen aktiv werden. Je nach Beschwerdeintensität ist es ratsam, vor Beginn der sportlichen Betätigung einen Spezialisten für Wirbelsäulenprobleme aufzusuchen.

Empfehlenswert

Zu empfehlen sind die meisten Kurse mit Schwerpunkt Kräftigung (Floorwork). Am besten eignen sich natürlich Trainingseinheiten, die speziell das Thema Rücken behandeln. Aerobic-Kurse unter Verwendung von Kurz- oder Langhanteln sind nach zwei- bis dreimonatigem Training ohne Zusatzgeräte ebenfalls geeignet. Im Cardiobereich sind alle Kurse empfehlenswert, bei denen der Schwerpunkt in der kraftvollen Ausführung und nicht auf komplizierten Bewegungsabläufen liegt. Besonders geeignet sind auch Kurse, die der aktiven Entspannung und Erholung dienen, da hierbei oftmals großer Wert auf Körpersensibilisierung und Konzentration gelegt wird, was durchaus dazu beiträgt, die eigene Körperwahrnehmung zu schulen.

Nicht empfehlenswert

Gemieden werden sollten Kurse, in denen gehüpft und gesprungen wird, also mit High-Impact-Phasen in jeglicher Form, und Kurse, bei denen aufgrund von komplizierten oder schnellen Bewe-gungsabläufen die Bewegungsqualität zu Ungunsten des Rückens leidet. Vermeiden Sie unbedingt Dreh-Beugebewegungen des Rückens.

Trainingshinweise

▌ Betrachten Sie beim Training Ihren Rücken nicht isoliert, sondern streben Sie eine harmonische Entwicklung aller Muskeln Ihres Körpers an!

▌ Bei Verkrampfung der Muskulatur oder auftretenden Schmerzen bzw. Verstärkung vorhandener Schmerzen Training einstellen oder entsprechende Übung aussetzen!

▌ Bevorzugen Sie zu jeder Zeit statische Dehnübungen statt dynamische!

▌ Vermeiden Sie stets eine Hyperlordosierung (verstärkte Hohlkreuzbildung) im Lendenwirbelbereich!

▌ Führen Sie alle Übungen konzentriert und kontrolliert durch!

▌ Vermeiden Sie schwunghafte Bewegungen der oberen und unteren Extremitäten!

▌ Halten Sie Ihre Schultern locker und entspannt!

▌ Vermeiden Sie auf jeden Fall Sprung- und Hüpfbewegungen!

▌ Im Zweifelsfall verwenden Sie stets ein leichteres Gewicht oder trainieren Sie mit einem leichteren Widerstand (bei Kursen unter Hinzunahme von Gewichten oder Gummibändern)!

▌ Versuchen Sie ein gesundes Körperbewusstsein zu entwickeln und trainieren Sie regelmäßig!

TRAININGS- AUSRÜSTUNG

Funktionelle Bekleidung

Bei der Auswahl der Trainingsbekleidung macht es einen großen Unterschied, ob man nur Kräftigungs- und Entspannungskurse besucht oder ob man vorrangig Ausdauerprogramme wie Step-Aerobic, High-Impact o.ä. absolviert. Gehört man zu Teilnehmern der ersten Gruppe, genügen ein einfaches Shirt und eine Legging oder Trainingshose mit einfachen Turnschuhen oder Gymnastikschlappen. Gestaltet man sein Training hauptsächlich mit Ausdauerkursen, muss an die Kleidung, vor allem an das Schuhwerk, ein höherer Anspruch gestellt werden. Bei schweißtreibenden Kurseinheiten sind Textilfasern, welche die Haut atmen lassen und somit den Wärmeaustausch des Körpers garantieren, ratsam. Um beim Cool-down keine Unterkühlung zu erleiden, sollte ein Sweatshirt bereitgehalten werden, das kurzfristig übergezogen werden kann.

Spezielle Aerobic- Trainingsschuhe

Beim ausdauerorientierten und dadurch sehr bewegungsintensiven Aerobic-Sport sind die Gelenke unterschiedlichen Kräften ausgesetzt. Zum einen wirken sagittale Stoßbelastungen, zum anderen verschiedene Scherkräfte auf den Bewegungsapparat ein. Stoßbelastungen finden sich bei allen Hüpf- oder Sprungbewegungen. Scherkräfte, vor allem in den Fußgelenken, entstehen durch abrupte Richtungswechsel oder Stoppbewegungen, wie sie in vielen Schrittkombinationen immer wieder vorkommen. Durch vernünftiges Schuhwerk, das von manchen Kursteilnehmern leider vernachlässigt wird, kann der Sportler diese negativen Einwirkungen auf den Körper minimieren.

Funktionelle Kriterien

➤ Dämpfung der Sohle im Fersenbereich: So viele Hersteller es gibt, so viele Dämpfungssysteme existieren bei den unterschiedlichen Schuhmodellen. Eine pauschale Empfehlung kann nicht ausgesprochen werden. Im Allgemeinen verwenden viele Sportartikelhersteller ein System, bei dem das Körpergewicht durch fest eingeschlossene Luftkammern abgefedert wird. Manche Turnschuhe haben dadurch einen etwas höheren Fersenabsatz als andere, je nachdem wie groß die Luftkammern ausfallen.
➤ Dämpfung der Sohle im Ballenbereich.
➤ Zusätzliche Stabilisatoren im Bereich des Fußlängsgewölbes.
➤ Seitliches Obermaterial aus Leder, um ein »Schwimmen« des Fußes zu vermeiden.

➤ Stabiles Material (z. B. doppeltes Leder) im Fersenbereich, um der Ferse einen sicheren Halt zu verleihen.

➤ Mittelhoher Schaft mit Materialaussparung im Bereich der Achillessehne, um maximale Bewegungsfreiheit für Flexions- und Extensionsbewegungen (Beugen und Strecken im oberen Sprunggelenk) des Fußes zu ermöglichen.

➤ Die Passform entscheidet über ein gesundes Training!

Die unterschiedlichen Turnschuhe für die verschiedenen Sportarten haben, so ist ersichtlich, durchaus ihre Berechtigung. Allround-Turnschuhe, die für alle Sportarten geeignet sind, werden zwar im Fachhandel angeboten, können aber nur einen Kompromiss für den Gelegenheitssportler darstellen. Dies erkennt der Laie spätestens dann, wenn er einige Wochen in Turnschuhen, die z. B. für den Squashsport entwickelt wurden, intensiv Aerobic betreibt. Da beim Squash aufgrund der mit dem Aerobic-Sport nicht vergleichbaren Bewegungsmuster andere Anforderungen an das Material gestellt werden, wird der Aerobic-Trainierende nach kurzer Zeit Probleme in der Achillessehne, den Kniegelenken und der Wirbelsäule bekommen. Gleiches gilt für alle anderen Schuhe, die speziell für eine bestimmte Sportart entwickelt wurden.

Die Lebensdauer von Turnschuhen hängt ganz von der Trainingsintensität des Besitzers ab. Durch den Gebrauch verändert sich die Materialbeschaffenheit des Schuhs, man sagt auch, dass das Material »müde« wird. Die ständige Feuchtigkeitsabsonderung des Fußes während des Trainings ist unvermeidbar, setzt dem Innenleben des Schuhs bezüglich Geruchsbildung und Verformung jedoch ziemlich zu.

Zusatzgeräte

Unter diese Rubrik fallen alle trainingsunterstützenden oder -begleitenden Utensilien, die vor allem in der Muskelkräftigung Anwendung finden. Dazu zählen z. B. kleine Gymnastikhanteln, Heavy Hands, Gewichtsmanschetten und elastische Bänder (Exertube, Rubberband, Thera-Band, usw.) in unterschiedlichster Ausführung. Im engeren Sinne zählen auch Stepbrett, Slide, das neue Core Board sowie die klassische Gymnastikmatte zu den Zusatzgeräten. Durch den Einsatz von Kleingeräten wird die Palette der Kräftigungsübungen erheblich erweitert und die Trainingsintensität erhöht. Die Verwendung bedeutet für Teilnehmer und Instructoren eine stärkere koordinative und auch konditionelle Belastung, was den Einsatz bei Aerobic-Einsteigern weniger sinnvoll macht. Erst wenn die vielfältigen Bewegungsabläufe ohne Gerät exakt beherrscht werden, ist ein Training unter »erschwerten Bedingungen« ratsam.

SPORTARTBEDINGTE VERLETZUNGEN UND ÜBERLASTUNGEN

Das Übertraining

Unter Übertraining versteht man das Nachlassen der sportlichen Leistungsfähigkeit im Trainingsprozess über einen längeren Zeitraum in Verbindung mit objektiven und subjektiven Symptomen.

Sport, in unserem Falle das Aerobic-Training, wirkt wie ein Arzneimittel. Durch die richtige Dosis kann man gesund, durch eine Überdosis krank werden. Der allgemeine Druck auf die Gesellschaft – immer höher, schneller, weiter – lässt sich in vielen Beispielen auf den Sport übertragen und kann zu einem echten Gesundheitsproblem werden, wenn die Leistungsbereitschaft des Trainierenden die Fähigkeiten seines Organismus überschreitet. Die Folge wäre eine chronische Übermüdung, ein Zustand, der in der Sportwissenschaft als »Übertraining« oder »Fehltraining« bezeichnet wird. Zwar tritt Übertraining im Freizeitsportbereich eher selten auf, dennoch ist es im Rahmen dieses Buches erwähnenswert, da gerade professionelle Aerobic-Instructoren gefährdet sind, von diesem Phänomen betroffen zu werden.

Bei einer Überforderung des Sportlers überwiegen in den Phasen der Erholung die katabolen gegenüber den anabolen Prozessen mit der Folge, dass sich der Körper nicht erholen kann und keine Leistungssteigerung oder kein Leistungserhalt möglich ist. Die Leistungsfähigkeit sinkt. Wird diese Phase nicht erkannt, wird oft fälschlicherweise durch noch intensiveres Training versucht, diese Leistungsminderung zu kompensieren.

Ursachen des Übertrainings

Die Gefahr des Übertrainings beginnt am ersten Tag, an dem der Sportler sein Training aufnimmt. Zwar können in dieser Startphase noch keine Symptome festgestellt werden, eine Anfälligkeit tritt jedoch dann ein, wenn man permanent an seinen persönlichen Höchstleistungen festhält und entsprechend seinen Organismus durch zu viel oder zu hartes Training überfordert. In der Regel sind die Ursachen sehr komplex, das bedeutet, dass es sich meistens um eine Summe verschiedener übermäßiger Reize handelt.

Es ist nicht leicht, den Beginn eines Übertrainings zu erkennen. Eventuell auftretende Symptome müssen über einen längeren Zeitraum kritisch beobachtet werden. Denn nicht immer handelt es sich, sofern nur ein oder zwei Erkennungsmerkmale zu Tage treten, um eine echte Überforderung. Auch eine beginnende Infektion oder kurzfristige

Ernährungsmängel könnten für die Leistungsminderung verantwortlich sein. Als Ursachen des Übertrainings können folgende Faktoren in Betracht gezogen werden:

➤ **Ursachen, die den Trainingsprozess betreffen:**

❚ Mangelnde Regeneration
❚ Zu schnell gesteigerte Belastungsintensität
❚ Zu großer Belastungsumfang
❚ Zu frühe Belastung nach Verletzung oder Krankheit
❚ Übersteigerte Zielsetzung

➤ **Ursachen, die die Psyche und das soziale Umfeld betreffen:**

❚ Zu hohe eigene Erwartungen
❚ Über- oder Unterforderungsstress
❚ Konflikte in der Partnerschaft oder Spannungen in der Familie
❚ Konflikte in Schule oder Beruf bei gleichzeitiger mangelnder psychosozialer Absicherung

❚ Sportfeindliche Umwelt (Familie, Freunde, Vorgesetzte)

➤ **Ursachen, die die Lebensweise betreffen:**

❚ Unregelmäßiger Tagesablauf
❚ Zu wenig oder schlechter Schlaf
❚ Zu viel Lärmbelastung im Alltag
❚ Enseitige und/oder nährstoffarme Ernährung
❚ Einnahme von Medikamenten, Konsum von Alkohol, Nikotin

Erkennungsmerkmale des Übertrainings

Der menschliche Organismus besteht aus verschiedenen Systemen, die in ihrer Funktion voneinander abhängig sind. Dies erklärt auch, dass sich die Diagnose Übertraining nie auf nur ein Erkennungsmerkmal oder Symptom zurückführen lässt. Es ist praktisch ein zusammengesetztes Puzzle verschiedener,

Die Abhängigkeit verschiedener Systeme

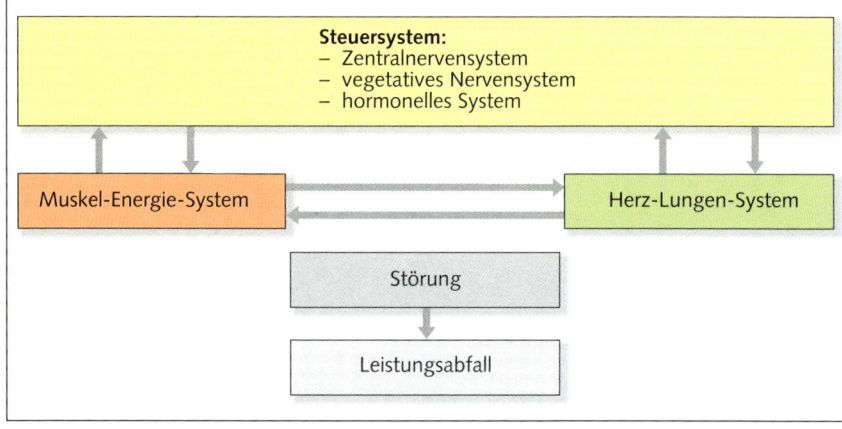

nicht mehr optimal funktionierender Abläufe im Körper.

➤ **Erkennbare Symptome als Folge von Fehlfunktionen des Steuersystems:**

▮ Starke Stimmungsschwankungen

▮ Fehlender Leistungswille, Antriebslosigkeit

▮ Depressive Grundstimmung

▮ Einschlafstörungen

▮ Konzentrationsstörungen

▮ Deutliche Verschlechterung der Bewegungen hinsichtlich Ausführung und Qualität

▮ Verschiebung von hormonellen Reaktionen zu Ungunsten der Erholungsfähigkeit des Körpers

➤ **Erkennbare Symptome als Folge von Fehlfunktionen des Muskel-Energie-Systems:**

▮ Vorzeitige Ermüdung der Muskulatur auch bei geringen Belastungen

▮ Vermehrtes Auftreten von Muskelkrämpfen

▮ Erhöhte Verletzungsanfälligkeit, insbesondere Zerrungen und Sehnenentzündungen

▮ Verschlechterung der intermuskulären Koordination (=Muskelzusammenspiel)

➤ **Erkennbare Symptome als Folge von Fehlfunktionen des Herz-Lungen-Systems:**

▮ Erhöhter oder stark reduzierter Ruhepuls

▮ Schwindelgefühl bei plötzlichem Lagewechsel, z. B. vom Liegen zum Stehen

▮ Erhöhte Ruheatmung

Verhalten bei diagnostiziertem Übertraining

Da beim Übertraining sehr unterschiedliche Faktoren zusammentreffen können, muss eine Behandlung immer individuell abgestimmt werden. Ein Arztbesuch scheint dabei unumgänglich. Unmittelbar nach der Diagnosestellung kann folgende Übersicht eine Hilfestellung in der Vorgehensweise bieten:

▮ Reduzierung des Trainingsumfangs

▮ Reduzierung der Trainingsintensität

▮ Aktive Erholung

▮ Entspannungstraining

▮ Physikalische Therapien (nur nach Verschreibung!)

Das völlige Aussetzen des Trainings ist wegen der Gefahr des akuten Entlastungssyndroms mit funktionellen Erkrankungen wie z. B. Herzstechen nicht empfehlenswert.

Typische Verletzungen des Bewegungsapparats

Die häufigsten Beschwerden oder Verletzungen im Aerobic-Sport treten im Bereich der unteren Extremitäten auf. Ursache sind häufig schlampige oder falsche Bewegungsausführung, Überlastung, zu hohe Trainingsintensität, ungeeignetes Schuhwerk, Fußfehlstellungen, nicht ausgeheilte Vorschäden am Bewegungsapparat oder zu harte, nicht schwingende Trainingsböden.

Sportschäden können aus allen akuten Verletzungen oder aus gleichartigen Verletzungen derselben Körperregion heraus entstehen. Vor allem wiederholt auftretende Mikrotraumen, die den Aerobic-Sportler anfangs nur behindern, ihn aber zu keiner Trainingspause zwingen, bergen versteckte Gefahren. Der Übergang in ein chronisches, irreparables Stadium ist fließend. Im schlimmsten Fall muss der Betroffene den Sport aufgeben.

Ein guter Trainingszustand oder besser ein Trainingszustand, der den aktuellen Belastungen entspricht und kontinuierlich ausgebaut wird, stellt eine verletzungsvorsorgende Basis dar.

Vor allem Aerobic-Lehrer plagen sich öfter mit verschiedenen Überlastungserscheinungen. Die Trainingserfahrung, die viele Profis haben, ist kein Schutzschild gegen Erkrankungen. Im Gegenteil, mit der Unterrichtsroutine, die sich im Laufe der Jahre ergibt, übersieht man schnell die Warnsignale des eigenen Körpers. Trainiert oder unterrichtet man trotzdem mit gewohnter Intensität weiter und verletzt sich, kann dies zusätzlich schnell ein finanzielles Fiasko ergeben, da mit dem Aerobic-Sport der Lebensunterhalt nicht mehr bestritten werden kann. Wenn sich Profis verletzen, hat dies aus genanntem Grund oft die Konsequenz, dass sie viel zu früh wieder zu unterrichten beginnen. Die Verletzung ist nicht richtig auskuriert, weitere Überlastungssyndrome sind die Folge. Ein Kreislauf, den es unbedingt zu durchbrechen gilt!

Vermeiden Sie Verletzungen, indem Sie all Ihre praxisrelevanten Kenntnisse einsetzen. Warm-up und Cooldown sind nur ein kleiner Teil davon. Gutes Schuhwerk, das regelmäßig erneuert werden soll, und eine perfekte Bewegungstechnik schützen ebenfalls Ihre Gesundheit. Die eigene Gesundheit ist die Basis Ihres Berufes!

Verschiedene Verletzungen oder Überlastungserscheinungen treten nicht selten in Kombination auf. Typisch ist, dass manche Erkrankungen vor allem am Morgen nach dem Training besonders intensiv wahrgenommen werden.

Muskelzerrung, Muskelfaserriss, Muskelriss

Bei einer Muskelzerrung liegt eindeutig ein Gewebeschaden vor. Die Muskelfaser wird durch das Überschreiten ihrer Belastbarkeit so überfordert, dass sie an winzigen Stellen einreißt. Die Steigerung der Muskelzerrung ist der Muskelfaserriss, wobei ein größerer Defekt im Flechtwerk des Muskels vorliegt. Ganze Muskelfaserbündel werden zerstört. Beim sehr seltenen Muskelriss reißt der Muskel ganz oder teilweise ab. Dies passiert im Muskelbauch, am Übergang Muskel – Sehne oder am Knochenansatzpunkt. Da die Verbindung des Muskels über die Sehne an den Knochen sehr haltbar ist, werden beim Riss am Knochenansatzpunkt häufig Knochenteilchen mit ausgerissen.

➤ **Ursachen:**

❚ Unzureichendes Aufwärmen vor dem Hauptteil des Trainings

❚ Fortwährende Überbeanspruchung der Muskeln

❚ Stoß oder Schlag auf einen stark kontrahierten Muskel

➤ **Symptome:**

❚ Bei einer leichten Zerrung spürt man ein Ziehen in der betroffenen Region. Bei stärkeren Zerrungen ist die betreffende Stelle sehr druckempfindlich und weist einen stechenden, lokalen Schmerz auf.

❚ Bei einem Faser- oder Muskelriss ist eine schmerzhafte Delle an der verletzten Region zu erkennen. Manchmal ergeben schwerwiegende Verletzungen zusätzlich eine Delle ober- oder unterhalb der Verletzung.

❚ Je nach Größe der Verletzung entsteht ein innerer Bluterguss.

Muskelkontusion (Prellung, Quetschung)

Eine Kontusion entsteht durch stumpfe Gewalteinwirkung, kann also auch passieren, wenn man unglücklich auf einen harten Gegenstand fällt. Die Prellung ist eine der häufigsten Sportverletzungen, tritt jedoch meistens im Mannschaftssport auf. Die Heilung von leichten bis mittleren Prellungen ist im Allgemeinen gut. Gefahren bestehen nur, wenn durch Quetschung Nerven oder tiefer gelegene Organe in Mitleidenschaft gezogen werden.

➤ **Ursachen:**

❚ Druck, Stoß oder Schlag

➤ **Symptome:**

❚ Bluterguss, blauer Fleck, der erst nach Tagen in Erscheinung treten kann

❚ Druckschmerz

❚ Schwellung bei tiefer gelegenen Gefäßverletzungen

Verletzung der Sehnen

Die Sehne ist eine passive Struktur. Ihr geringer Durchblutungsgrad dient zwar ihrer Zugfestigkeit, andererseits schließt dies aber eine verminderte Adaptions- und Regenerationsfähigkeit mit ein. Im Aerobic-Sport können Sehnenverletzungen im Schulter- und unteren Extremitätenbereich auftreten. Sehnen- und Sehnenscheidenentzündungen sind ernst zu nehmende Erkrankungen, die schnell chronisch werden können, wenn sie nicht konsequent auskuriert werden. Die Tatsache, dass Sehnenbeschwerden nach intensivem Warm-up so gut wie verschwinden können, ist nicht unproblematisch, da dies eine Behandlung oft unnötig scheinen lässt.

Tendinosen sind schmerzhafte Reizzustände der Sehnen, insbesondere der Ansatzzonen, da dies die Zonen mit der größten Beanspruchung und gleichzeitig schlechtesten Durchblutung sind.

Tendopathien sind degenerative Veränderungen an der Sehne oder im angrenzenden Gleitgewebe, nicht selten von einem knarrenden Gefühl begleitet.

➤ **Ursachen:**

▌Mechanische Überbeanspruchung, bei Achillessehnenentzündung verstärkt durch zu harten Boden oder schlechtes Schuhwerk

▌Mangelnde Technik bei wiederholten Bewegungsabläufen

▌Fehlstatische körperliche Voraussetzungen, z. B. O-Bein-Stellung

▌Fibrinablagerungen als Folge von kleinsten Verletzungen oder Einblutungen in das Sehnengleitgewebe

▌Schlecht ausgeheilte Verletzungen des betreffenden Gewebes

▌Sehnenriss bei plötzlich abbrechender Bewegung oder Stoßwirkung auf angespannte Sehne

➤ **Symptome:**

▌Sehnenansatzprobleme: Schmerzen am Sehnenansatz und Kraftlosigkeit des dazugehörigen Muskels, oft Verspannung der Synergisten

▌Sehnenscheidenentzündung: Schmerzen im Bereich der Sehnenscheide beim Belasten, später auch unter Ruhebedingungen

▌Zerrung: Schmerzen beim Bewegen des angrenzenden Gelenks

▌Riss: Plötzlicher, starker Schmerz; der mit der Sehne verbundene Muskel kann nicht mehr bewegt werden; Delle im Bereich der Verletzung, später Schwellung

Meniskusverletzung

Die Menisken (medial und lateral) sind knorpelige, halbmondförmige Scheiben, die als Puffer zwischen dem Oberschenkel- (Femur) und dem Schienbeinknochen (Tibia) liegen. Zusammen mit den übrigen Strukturen im Kniegelenk bilden sie ein recht stabiles, aber kompliziertes Gefüge. Bei Verletzungen ist der mediale Teil zwanzigmal häufiger betroffen als der laterale, da er aufgrund der Verwachsung mit der Gelenkkapsel und dem inneren Seitenband traumatischen Einwirkungen schlechter ausweichen kann. Aufgrund der wichtigen Funktionen der Menisken sollte bei einer Beschädigung dieser Struktur immer zuerst versucht werden, die Menisken zu erhalten, bevor diese operativ entfernt werden.

➤ **Ursachen:**

▌Schädigung oder Riss durch Rotation im Kniegelenk bei gleichzeitig fixiertem Unterschenkel und gebeugtem Knie

➤ **Symptome:**

▌Einschießende, heftige Schmerzen

▌Oft Blockierung des Gelenks

▌Kniegelenk »schlackert«, optimale Fixierung ist nicht mehr gewährleistet

Parapatellares Schmerzsyndrom

Das parapatellare Schmerzsyndrom im Bereich der Kniescheibe kann z. B. durch Knorpelschäden an der Kniescheibe (Patella) entstehen. Beschwerden treten verstärkt beim Bergabgehen, aber auch beim Treppensteigen (Step-Aerobic) auf.

➤ **Ursachen:**
❚ Mangelnde Technik bei Bewegungsausführungen, vor allem bei kniebeugenden Übungen

➤ **Symptome:**
❚ Schmerzen im hinteren Bereich des Kniegelenks
❚ Schmerzen bei Kontraktion des M. Quadrizeps

Supinationstrauma

Das Supinationstrauma, ein Nach-außen-unten-Wegknicken des Fußes, ist die häufigste Verletzung im Bereich der Sprunggelenke. Das Wegknicken des Fußes kann verschiedene Folgen haben. Beim Verstauchen (Distorsion) werden manchmal die fibularen Bänder nicht nur überdehnt oder gezerrt, sondern reißen ganz. In 70 % der Fälle ist davon besonders das vordere Band (Lig. Fibulotalare anterius) zwischen Waden- und Sprungbein betroffen.

➤ **Ursachen:**
❚ Bestehende Beinachsenfehler
❚ Unebenheiten im Bodenbelag

❚ Schlechtes, eventuell einseitig abgelaufenes Schuhwerk
❚ Mangelnder Trainingszustand
❚ Schlampige Technik bei Bewegungsausführung
❚ Ermüdung
❚ Besondere Gefahr beim Aerobic-Training mit dem Step durch Abrutschen oder Danebentreten
❚ Unkontrollierte plötzliche Stoppbewegungen
❚ Plötzliche richtungsändernde Bewegungen

➤ **Symptome:**
❚ Schmerzen im Bereich des Gelenks, vor allem bei Bewegung
❚ Schwellung

Ermüdungsbruch

Ermüdungsbrüche, auch Ermüdungsfrakturen oder Stressfrakturen genannt, stellen einen Sonderfall im Bereich der Verletzungen des Bewegungsapparats dar, da sie ohne Gewalteinwirkung von außen geschehen können. Die Verletzung ist so gut wie altersunabhängig und kann sämtliche sportlich belasteten Knochenstrukturen betreffen. Dabei bedarf es keines offensichtlichen Traumas, auch keiner krankheitsbedingten Knochenschwächung. Allerdings gibt es in Abhängigkeit zur Sportart bevorzugte Schwachstellen. Im Aerobic-Sport sind dabei überwiegend die Sprunggelenke betroffen. Vor allem bei starken Supinationstraumen können Knochenstrukturen brechen.

➤ **Ursachen:**

▌ Gleichförmige Belastungsreize auf den ungenügend adaptierten Bewegungsapparat

▌ Muskulärer Ermüdungsgrad

▌ Hohe muskuläre Kontraktionsspannungen

▌ Fehlstatische Gegebenheiten (z. B. Beinlängenunterschiede oder Fußschwächen)

▌ Ungeeignetes Schuhwerk

➤ **Symptome:**

▌ Schwellung

▌ Schmerzhafte Druckempfindlichkeit

▌ Dramatisch verminderte Belastungsfähigkeit

Schienbeinkantensyndrom

Bei dieser Überlastungserscheinung unterscheidet man ein inneres und ein vorderes Schienbeinkantensyndrom. Beim selteneren vorderen Schienbeinkantensyndrom handelt es sich um eine Insertionstendinose (schmerzhafte Erkrankung der Ansatzstelle einer Sehne am Knochen) des vorderen Schienbeinmuskels (M. tibialis anterior). Am häufigsten wird das innere Schienbeinkantensyndrom diagnostiziert. Dabei ist der hintere Schienbeinmuskel (M. tibialis posterior) oder der lange Zehenbeuger (M. flexor digitorum longus) betroffen.

➤ **Ursachen:**

▌ Fehlstatische Voraussetzungen unter erhöhten Belastungsbedingungen

▌ Ungünstiger Trainingsboden

▌ Falsches Schuhwerk

➤ **Symptome:**

▌ Druckschmerz im Bereich der jeweiligen Schienbeinkante

▌ Ansatznahe Muskulatur ist oft verhärtet

Schnelle Hilfe bei Verletzungen

Beim Stöbern in einer großen Bibliothek habe ich in einer fast schon antiquarischen Literatur ein recht interessantes Schema für schnelle Hilfe bei Verletzungen gefunden, das ich hier wiedergeben möchte. Die einfachsten Rezepte sind eben oft die besten.

Die leicht merkbare Formel »R. I. C. E.« beschreibt die 4 Grundregeln bei Prellungen oder Verstauchungen:

1. Rest (Ruhe): Bei Prellungen oder Verstauchungen sofort mit dem Training aussetzen und das verletzte Körperteil ruhig stellen.

2. Ice (Eis): Die schmerzhaften Stellen sollten sofort gekühlt werden. Abreibungen mit Eisstückchen haben sich gut bewährt. Steht nicht sofort ein Eisbeutel oder Eiswürfel zur Verfügung, leistet ein kalter Wasserstrahl ebenfalls gute Hilfe. Am besten kühlen Sie in Intervallen: 10 Minuten kühlen, einige Minuten Pause, 10 Minuten kühlen usw. Durch die Kältereize verengen sich die Gefäße und es findet eine Minderdurchblutung des verletzten Bereichs statt, so dass sich ein Bluterguss nicht mehr ungehindert ausbreiten kann. Außerdem wirkt Kälte entzündungshemmend und schmerzlindernd.

3. Compression (Druck): Gleichzeitig mit dem Kältereiz kann man auch Druck auf die verletzte Region ausüben. Eine Kompression verhindert übermäßiges Anschwellen. Wird ein Druckverband angelegt, muss darauf geachtet werden, dass kein Blutstau entsteht.

4. Elevation (Erhöhung): Lagern Sie das verletzte Bein oder den Arm hoch. Da-

durch wird der Rückstrom des Blutes gefördert und der Zustrom gehemmt. Ein weiteres Anschwellen kann so vermieden werden.

Für alle Aerobic-Lehrer empfiehlt es sich, einen Erste-Hilfe-Kurs zu besuchen bzw. entsprechendes Wissen regelmäßig aufzufrischen. Als Trainer haben Sie die Verantwortung für die Gruppe. Als Profi sollten Sie deshalb unbedingt auch fähig sein, gesundheitsfördernde Erstmaßnahmen bei Verletzungen Ihrer Kursteilnehmer zu tätigen.

BERUFSBILD AERO-BIC-INSTRUCTOR

Aerobic-Instructor zu werden ist nicht allzu schwer, einer zu sein umso mehr! Als Aerobic-Instructor ist man Sportlehrer, Animateur und Gesundheitsratgeber in einem. Ein Beruf, der uns mit vielen Menschen zusammenbringt und einiges abverlangt. Seinen Kursteilnehmern gegenüber hat jeder Trainer eine große Verantwortung. Als Basis für diese Verantwortung ist eine gute Ausbildung unerlässlich. Sicher, jeder Instructor hat seine eigene Philosophie; der Pflicht gegenüber den Besuchern seiner Kurse, ihnen ein sinnvolles und vor allem gesundheitsorientiertes Trainingsprogramm zu bieten, das zugleich auch noch Spaß und gute Laune machen soll, kann sich jedoch kein Lehrer entziehen. Dieses Kapitel wendet sich vor allem an angehende oder frisch ausgebildete Aerobic-Instructoren, aber auch für jeden anderen Interessierten können die Informationen von Nutzen sein.

Wer eignet sich?

Zum Oberbegriff Aerobic gehören nicht nur Powerkurse, sondern auch ruhige Kurse, bei denen die Entspannung im Vordergrund steht, oder Kurse, die sich vornehmlich durch einen gesundheitsfördernden Charakter auszeichnen. Die Zielgruppen, die Aerobic- oder Gymnastik-Kurse besuchen, sind so unterschiedlich, dass auch verschiedenste Kriterien an einen Instructor gestellt werden.

Das Alter oder die körperliche Fitness eines Gymnastik-Lehrers spielen also nicht immer eine entscheidende Rolle. Bei einem Kurs speziell für Mollige z. B. wäre es pädagogisch nicht sehr sinnvoll, einen Instructor zu wählen, der die Körpermaße eines Models besitzt. Bei einem Kurs für Senioren wäre ein 20-jähriger Mr. Fitness ebenfalls nicht ratsam. Die Teilnehmer müssen sich nicht nur mit den Inhalten und der verwendeten Musik anfreunden können, die Motivation und somit der Erfolg eines Kurses hängt auch davon ab, inwieweit sie sich mit dem Instructor identifizieren oder in ihm ein Vorbild sehen.

Eine Erst- oder Zweitausbildung zum Aerobic-Lehrer ist somit grundsätzlich in jedem Alter möglich. Die Einstellung zu diesem Beruf muss stimmen. Man muss den Umgang mit Menschen mögen. Man muss bereit sein zu arbeiten, wenn andere längst Feierabend haben, und vieles mehr.

Interessenten, die eine Ausbildung im Fitness- oder Aerobic-Bereich anstreben, sollten sich anfangs nicht nur über die Ausbildungsmöglichkeiten genauestens informieren, sondern auch über alle Anforderungen, die an einen Mitarbeiter in dieser Branche gestellt werden. Mit der Bereitschaft zu wechselnden Arbeitszeiten ist es nicht getan. Das folgende Kapitel macht dies deutlich.

Anforderungen an einen Aerobic-Instructor

Wenn man sich mit Fitness-Studio-Inhabern oder Trainerkollegen darüber unterhält, welche Anforderungen an einen guten Aerobic-Instructor gestellt werden, gehen die Meinungen oft sehr weit auseinander. Manche schwören auf eine freundliche, offene Art, andere auf fundiertes Fachwissen und möglichst viele Weiterbildungszertifikate. Über diese unterschiedlichen Ansichten will ich mich als Autor nicht äußern. Fest steht, dass die Kursteilnehmer und Kunden immer kritischer und anspruchsvoller hinsichtlich der Betreuungsqualität werden. Kein Lehrer darf jemals vergessen, dass er Dienstleister ist. Seine Aufgabe ist es, dem Kunden zu dienen. Nicht nur der Fitness-Trainer, auch der Aerobic-Instructor übernimmt hierbei eine wesentliche Rolle.

Wechselnde Arbeitszeiten

Als Aerobic-Instructor sind Sie, wie bereits erwähnt, Dienstleister. Dienstleister in der Freizeitindustrie arbeiten meistens dann, wenn andere frei haben. Darüber müssen Sie sich von Anfang an klar sein. Da ein Großteil der Aerobic-Lehrer selbständig tätig ist, richtet sich ihre Arbeitszeit generell nach der Nachfrage. Der Schwerpunkt liegt dabei vormittags zwischen 9.00 und 13.00 Uhr und in den Abendstunden ab ca. 17.00 Uhr. Sind Sie in der glücklichen Lage, eine Festanstellung als Aerobic-Instructor oder gar Team-Koordinator zu erhalten, werden Ihnen meistens noch andere Aufgaben zugeteilt. Diese Aufgabenmischung macht die Arbeit abwechslungsreicher und interessanter.

Ständige Fortbildung

Was Sie im letzten Lehrgang gelernt oder im neuesten Artikel einer Fachzeitschrift gelesen haben, kann morgen schon veraltet sein. Ich rate jedem Aerobic-Profi, sein Wissen systematisch aufzubauen und zu erweitern. Es ist nicht sinnvoll, möglichst viele Fortbildungen zu besuchen oder jedes erdenkliche Fachblatt zu lesen. Finanziell wird dies wohl auch kaum möglich sein. Am Anfang steht deshalb immer die Kosten-Nutzen-Relation und die Frage, ob man über möglichst viele Teilgebiete wenig oder über wenig Teilgebiete viel wissen möchte. Die Spezialisierung auf ein Gebiet hat sich oft als Erfolgsgarant erwiesen, was unter anderem das Beispiel Billy Blanks und sein Fachbereich Tae Bo® bestätigt. Viele weitere Namen der Aerobic-Szene werden deshalb von Fachkräften sofort mit einem speziellen Themenbereich in Verbindung gebracht.

Überlegen Sie sich also, welches Ziel Sie haben, teilen Sie Ihre Fortbildungsmaßnahmen in Portionen auf, die Sie bewältigen können. Legen Sie einen Zeitrahmen fest, wann Sie bestimmte Ziele oder Teilziele erreichen wollen, und erstellen Sie einen auf Sie persönlich zugeschnittenen Weiterbildungskatalog.

Teamfähigkeit

Obwohl ein Großteil der Aerobic-Instructoren selbständig arbeitet, bilden alle Aerobic-Lehrer einer Einrichtung (Verein oder Fitness-Studio) ein Team. So sollte es zumindest sein. In meiner mehr als zehnjährigen Tätigkeit habe ich jedoch festgestellt, dass sich dies nicht immer ohne Probleme in die Praxis umsetzen lässt. Jeder Instructor ist ein Individuum, hat einen anderen Werdegang, eine andere Persönlichkeit, einen anderen Unterrichtsstil usw. Und so fühlen sich auch die meisten. Zum besseren Verständnis ein Beispiel, auf das ich oft gestoßen bin:
Instructor A unterrichtet im Studio X Step Aerobic für Einsteiger. Instructor B hat sich auf Step-Kurse für Fortgeschrittene im gleichen Studio spezialisiert. Beide Instructoren unterrichten an unterschiedlichen Tagen, so dass sie sich während ihrer Arbeitszeit nicht sehen. Aufgrund dieser Tatsache tritt nun folgendes Problem auf: Eigentlich sollte ein Kurs für Fortgeschrittene auf einem Kurs für Einsteiger aufbauen, das heißt, die Trainingsintensität und der koordinative Anspruch des Kurses müssen weiterführend sein. Dies ist jedoch unmöglich, wenn sich beide Step-Aerobic-Lehrer nicht regelmäßig absprechen. Dadurch sind unzufriedene Kunden nicht zu vermeiden.
Um Missverständnisse und Beschwerden seitens der Teilnehmer aus dem Weg zu gehen, ist es für alle Aerobic-Instructoren einer bestimmten Einrichtung unverzichtbar, dass sie ein Team bilden, um den Kursteilnehmern einen größtmöglichen Trainingserfolg zu garantieren und nicht, wie im schlimmsten Falle, geschäftsschädigend zu handeln. Das genannte Beispiel ist leider kein Einzelfall. Beliebige ähnliche Vergleiche könnten hier genannt werden.

Kommunikationsfähigkeit

Dass ein Instructor die Fähigkeit besitzen muss, nicht nur mit seinen Kursteilnehmern, sondern auch innerhalb des Teams zu kommunizieren, steht wohl außer Diskussion. Professionelle Kommunikation ist ein so wichtiges und umfangreiches Thema, für das manche Buchläden eigens ein seperates Regal einrichten. Umso schwerer scheint es, in einem Absatz wie diesem den richtigen Ratschlag oder Hinweis zu geben.
Erwähnenswert ist jedoch, dass Kommunikation eigentlich schon beginnt, bevor das erste Wort gesprochen wird.

Über 50 % der Nachrichten übermittelt man dadurch, wie man sich selbst präsentiert, wie umgänglich oder besser wie zugänglich man ist. Der Gesprächspartner muss Ihr Interesse erkennen. Unterstützen Sie dies durch Ihr freundliches Wesen und vor allem durch Augenkontakt. Lassen Sie Ihren Gesprächspartner immer ausreden und erweisen Sie ihm jeglichen Respekt, den auch Sie erwarten.

Darüber hinaus benötigt jeder Aerobic-Lehrer eine gute Portion mündliches Ausdrucksvermögen, schon allein deshalb, um die unterschiedlichsten Bewegungsabläufe zu beschreiben. Selbstbewusstsein, sicheres Auftreten vor Gruppen, aber auch Einfühlungsvermögen und Geduld zeichnen einen guten Instructor aus. Durch sein freundliches und gewinnendes Wesen werden Fehler, die jedem unterlaufen können, von Teilnehmern und Vorgesetzten gerne verziehen. Seien Sie loyal und ehrlich gegenüber allen Menschen, denen Sie begegnen, man wird es Ihnen anerkennen!

Pünktlichkeit

Nicht nur Ihre Vorgesetzten oder Kollegen erwarten von Ihnen Pünktlichkeit. Vor allem die Kursteilnehmer verlangen in unserer schnelllebigen Welt, dass alles nach Plan verläuft. Dass der Fitness-Club in der Früh rechtzeitig öffnet ist schon ein guter Anfang. Auch die Kurse, für die Sie als Instructor zuständig sind,

müssen planmäßig beginnen, um einen reibungslosen Ablauf zu gewährleisten. Aus geschäftlicher Sicht ist Unpünktlichkeit nicht tragbar, egal, wie talentiert ein Instructor auch sein mag!

Anpassungsfähigkeit

Jeder Club und jeder Verein stellt einen Lehrer vor unterschiedliche Herausforderungen, was betriebliche Organisation, Einrichtung oder technisches Equipment und Teamzusammensetzung betrifft. Seien Sie flexibel und passen Sie Ihre Erwartungen dem jeweiligen Unternehmen an. Nicht überall erhalten Sie Unterrichtsbedingungen, die Sie für optimal empfinden. In einem Studio müssen Sie 15 Minuten vor Beginn Ihres Kurses anwesend sein, in einem anderen kümmert sich niemand um Pünktlichkeit, im nächsten wird monatlich ein Team-Meeting abgehalten und in einem weiteren kennen Sie Ihre Kollegen nur von den Fotos auf der Personalwand usw. Neben diesen betriebsinternen Unterschieden stellt auch eine Gruppe von individuellen Teilnehmern bezüglich der pädagogischen Flexibilität bestimmte Anforderungen an den Instructor. Mit dem Vermitteln einer auswendig gelernten Schrittkombination ist es nicht getan. Er muss sich jedes Mal aufs Neue auf das Leistungsniveau der Kunden einstellen und seine Unterrichtsmethodik entsprechend anpassen und flexibel variieren können.

Leistungsbereitschaft

Aerobic zu unterrichten ist kein Zuckerschlecken, vor allem dann nicht, wenn man als Vollzeitlehrer arbeitet. Anfangs scheinen alle Instructoren motiviert und voller Zuversicht. Doch mit den Jahren fällt es schwer, jedes Mal aufs Neue die erforderliche Power zu bringen. Damit ist nicht nur die Trainings-Power, sondern auch die Persönlichkeits-Power gemeint. Jeder Arbeitgeber oder Teilnehmer Ihrer Kurse wird ein kurzfristiges Leistungstief von Ihnen akzeptieren, auf Dauer müssen Sie Ihre Kräfte aber stets auf einem gesunden und für Sie vertretbarem Maximum halten. Die Teilnehmer bezahlen nun mal für Ihre Kurse und erwarten ein entsprechendes Trainingsprogramm mit einem motivierenden Lehrer.

Leistung wird aber auch vor und nach dem eigentlichen Unterricht von Ihnen verlangt. Der Kurs will gut vorbereitet sein. Kreieren Sie nicht nur eine abwechslungsreiche Schrittkombination, sondern planen Sie vor allem deren pädagogischen Aufbau. Lehren heißt vermitteln! Je besser Sie vermitteln, desto höher ist der Lernerfolg Ihrer Schüler. Der Weg ist das Ziel! Nehmen Sie sich auch genügend Zeit, um nach dem Kurs als Ansprechpartner zur Verfügung zu stehen. Für die Teilnehmer gibt es nichts Schlimmeres als einen Aerobiclehrer, der nach dem Kurs unverzüglich »untertaucht«.

Ausbildungsmöglichkeiten

Die Ausbildungsmöglichkeiten für Aerobic- und Gymnastik-Lehrer sind so vielfältig wie die unterschiedlichen Einstiegsmöglichkeiten in diesen Beruf, deshalb ist es hier nicht möglich, einen pauschalen Ausbildungsweg vorzuschlagen. Dazu bedürfte es eines persönlichen Beratungsgesprächs mit jedem Interessenten, um herauszufinden, welche Vorbildung, welche finanziellen und privaten Möglichkeiten, welches Ziel oder welche berufliche Vorstellungen er langfristig hat. Sicher kann man notfalls auch ohne offiziell anerkannte Ausbildung unterrichten – ob dann allerdings eine Zufriedenstellung der Kunden oder eine langfristige Karriereplanung möglich ist, bezweifle ich.

Ein nebenberuflicher Einstieg ist mit einer Ausbildung der zahlreichen privaten Institute sehr gut möglich. Hierbei handelt es sich meist um berufsbegleitende Fernlehrgänge, die in verschiedenen Stufen aufgebaut sind.

Ich empfehle auf jeden Fall, sich vorher intensiv zu informieren. Dazu können Sie einen Trainer vor Ort oder einen Bekannten, der bereits erste Ausbildungen absolviert hat, konsultieren. Außerdem sollte jeder Interessent Ausbildungsunterlagen von unterschiedlichen Instituten anfordern, um sich ein umfassendes Bild des Marktes machen zu können.

ANHANG

Kontakte

Ausbildungsinstitute

Die folgende alphabetische Auflistung der Ausbildungsinstitute beruht auf dem Stand von Juli 2001 und bietet keine Gewähr für Vollständigkeit, da regelmäßig neue Institute eröffnen. Fast alle Anbieter haben bundesweite Schulungszentren. Die jeweils genannte Adresse ist der Firmensitz. Zur Planung von Aus- oder Weiterbildungen empfehle ich den Kontakt mit professionellen Kollegen und die Durchsicht möglichst vieler Unterlagen der genannten Ausbildungsstätten, um sich ein eigenes Ausbildungskonzept entsprechend der individuellen Voraussetzungen erstellen zu können.

Deutschland

BLSV, Bayerische Akademie für Erwachsenenbildung im Sport e.V., Georg-Brauchle-Ring 93, D-80992 München Telefon: +49-89-1 57 02-220

BSA-Akademie, Liederberg 21, D-66399 Mandelbachtal Telefon: +49-6803-9 94 40-0 E-mail: infos@bsa-akademie.de

DFAV, Deutscher Fitness- und Aerobicverband e.V., Potsdamer Platz 2, D-53119 Bonn, Telefon: +49-228-7 25 30-0 E-mail: info@dfav.de

DSSV, Bildungsinstitut des Deutschen Sportstudio Verbandes e.V., Bremerstraße 201 b, D-21073 Hamburg, Telefon: +49-40-7 66 24 00 E-mail: dssv@dssv.de

DTB-Akademie, Bildungswerke im Deutschen Turnerbund, Otto-Fleck-Schneise 8, D-60528 Frankfurt am Main, Telefon: +49-69-67 80 11 41

Glucker-Kolleg, Gluckerschule, Am Kräherwald 188, D-70193 Stuttgart, Telefon: +49-711-63 00 58 E-mail: gluckerschule@t-online.de

IFAA, Internationale Fitness- und Aerobicakademie, Essenerstraße 12, D-68723 Schwetzingen, Telefon: +49-6202-2 75 10 E-mail: ifaa@ifaa.de

LEAD, International School for Aerobic, Fitness & Health, An den drei Haasen 34–36, D-61440 Oberursel, Telefon: +49-6171-95 25 19 E-mail: info@lead-school.com

Meridian Academy, Professional School of Aerobics & Fitness, Wandsbeker Zollstraße 87–89, D-22041 Hamburg, Telefon: +49-40-65 89-12 04 E-mail: info@meridian-academy.de

Momentum, Akademie für Fitness-
und Gesundheitssport, Edgar-Heller-
Straße 19, D-76227 Karlsruhe,
Telefon: +49-721-40 98 94 20
E-mail: info@momentum-akademie.de

Safs & Beta, School for Professionals,
Bahnhofstraße 41, D-65185 Wiesbaden,
Telefon: +49-611-15 79 80
E-mail: info@safs-beta.de

Schweiz

AFA, Academy for Fitness and Aerobics
Switzerland, Feldmoosstraße 49,
CH-8853 Lachen,
Telefon: +41-55-4 42 50 33
E-mail: info@afa.ch

SAFS, Schule für Aerobic & Fitness AG,
Albisriederstraße 226, CH-8047 Zürich,
Telefon: +41-1-3 81 90 10
E-mail: safs@swissonline.ch

STAFA, SWISS Training Aerobic und
Fitness Akademie, Achereggstraße 10,
CH-6362 Stansstad,
Telefon: +41-79-3 10 22 61
E-mail: info@swiss-training.com

Unisport Bern (in Kooperation mit AFAA,
Aerobics and Fitness Association of
America), Sekretariat Universitätssport,
Bremgartenstraße 145, CH-3012 Bern,
Telefon: +41-31-6 31 47 67
E-mail: unisport@issw.unibe.ch

Österreich

The Academy, Haffnergasse 89/2/6,
A-1220 Wien, Telefon: +43-1-7 74 70 68
E-mail: theacademy@chello.at

Blue Danube GYMnasium, Wr. Neustäd-
ter Straße 54, A-2540 Bad Vöslau,
Telefon: +43-664-3 80 40 92
E-mail: gymnasium@pro-pr.net

Internet-Adressen zum Thema Aerobic:
www.aerobic-and-more.de
www.aerobic-company.de
www.aerobictrainer.de
www.aerobic4user.de
www.fitnezz.de
www.fitness-forum.de

Literatur

Barteck, O.: *Fitness Manual*,
Köln: Könemann, 1998

Benner, K.-U. Prof. Dr. med.:
Der Körper des Menschen,
Augsburg: Weltbild, 1995

Beyer, E.: *Wörterbuch der Sportwissen-schaft*, Schorndorf: Karl Hofmann, 1992

Boeckh-Behrens, W.-U./Buskies, W.:
*Gesundheitsorientiertes Fitnesstraining
Band 3*, Lüneburg: Wehdemeier &
Pusch, 1995

Bös, Prof. Dr. K./Feldmeier, Prof. Dr.
med.: Lexikon: *Bewegung und Sport zur
Prävention und Rehabilitation*,
Oberhaching: Sportinform, 1992

BSA-Lehrzentrum: *Lehrbrief Trainer
B-Lizenz*, Mandelbachtal, 1997

Corazza, V./Daimler, R./Ernst, A./Feder-spiel, K./Herbst, V./Langbein K./Martin,
H.-P./Weiss, H.: *Kursbuch Gesundheit*,
Augsburg: Weltbild, 2001

Duden: *Wörterbuch medizinischer Fach-ausdrücke*, Thieme, 1985

Engels, Dr. med./Neumann, B.: *Optimal
trainieren*, München: Südwest, 2000

Freiwald, J.: *Fitness für Männer*,
Reinbek: Rowohlt, 1991

Freiwald, J.: *Prävention und Rehabili-tation im Sport*, Reinbek: Rowohlt, 1992

Geiger, L. V.:
Überlastungsschäden im Sport,
München: BLV 1997

Groos, E./Rothmaier, D.: *Ausdauer-gymnastik*, Reinbek: Rowohlt, 1999

Joch, W./Ückert, S.:
Grundlagen des Trainierens, Bd. 5,
Münster: Lit, 1998

Knebel, K.-P.: *Funktionsgymnastik*,
Reinbek: Rowohlt, 2000

Kolakovic, B.: *Aerobic-Trainer*,
Hamburg: SSV, 1997

Konopka, P.: *Sporternährung*,
München: BLV, 2001

Michler, P./Graß, M.:
Gymnastik – aber richtig!,
Hard (A): Eigenverlag, 1996

Mießner, W.: *Richtig Body-Styling*,
München, BLV, 2002

Mühlfriedel, B.: *Trainingslehre*,
Frankfurt am Main: Diesterweg-Sauer-länder, 1994

Paul, G./Hausbei, B./Hohmann,
E.-M./Kahl, M./Vögele, C.:
Aerobic-Training,
Aachen: Meyer&Meyer, 2000

Silbernagl, S./Despopoulos, A.:
Taschenatlas der Physiologie,
Stuttgart: Thieme, 2001

Weineck, J.: *Optimales Training –
leistungsphysiologische Trainingslehre*,
Balingen: Spitta, 2000

Weineck, J.: *Sportbiologie*,
Balingen: Spitta, 2000

Zintl, F./Eisenhut, A.: *Ausdauertraining*,
München: BLV, 2001

In Form kommen – fit bleiben

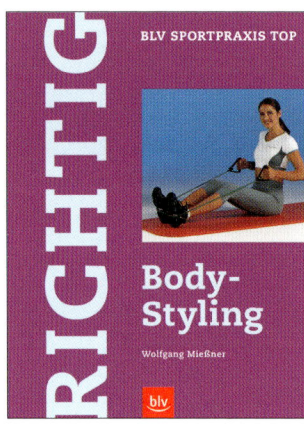

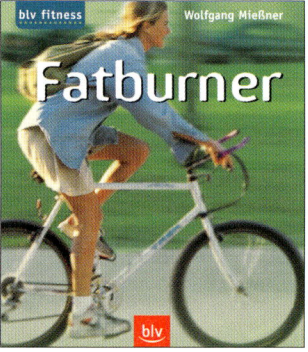

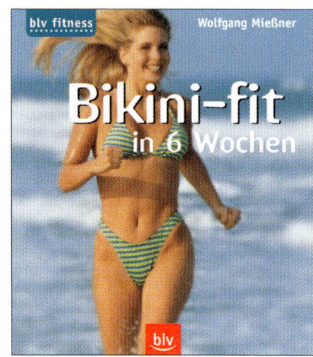

blv fitness
Wolfgang Mießner
Fatburner
Dauerhaft und auf gesunde Weise abnehmen: Fettverbrennung durch Ausdauertraining, die geeigneten Sportarten von Aerobic bis Walken, Trainings- und Ernährungstipps.

BLV Sportpraxis Top
Wolfgang Mießner
Richtig Body-Styling
Den Körper formen durch Muskel- und Cardiotraining: Grundlagen, Trainingspraxis, Regeneration.

blv fitness
Wolfgang Mießner
Power-Cycling
Workouts mit dem Spinning-Bike – im Studio und zu Hause: Fahrtechnik, Trainingsaufbau, Variationen, Trainingspläne für Einsteiger und Geübte.

Dirk Engel-Korus
Fitness für die Traumfigur
Für Figurbewusste: die besten Fatburner – von Walking bis Aerobic, Body-Styling durch Muskeltraining mit Übungen für alle Problemzonen, Ausgleichs- und Entspannungsübungen, Ernährungstipps.

blv fitness
Wolfgang Mießner
Bikini-fit in 6 Wochen
Schlank und fit werden: das 6-Wochen-Programm für Bewegung, Ernährung und Entspannung; Ausdauersport, Kräftigungsübungen, Wellness- und Beauty-Infos, Durchhaltetipps.

BLV Sportpraxis Top
Dagmar Sternad
Richtig Stretching
Mehr Körperbewusstsein, bessere Atmung und Entspannung mit Stretching: Anatomie, Physiologie, Training, Übungen für alle Muskelgruppen.